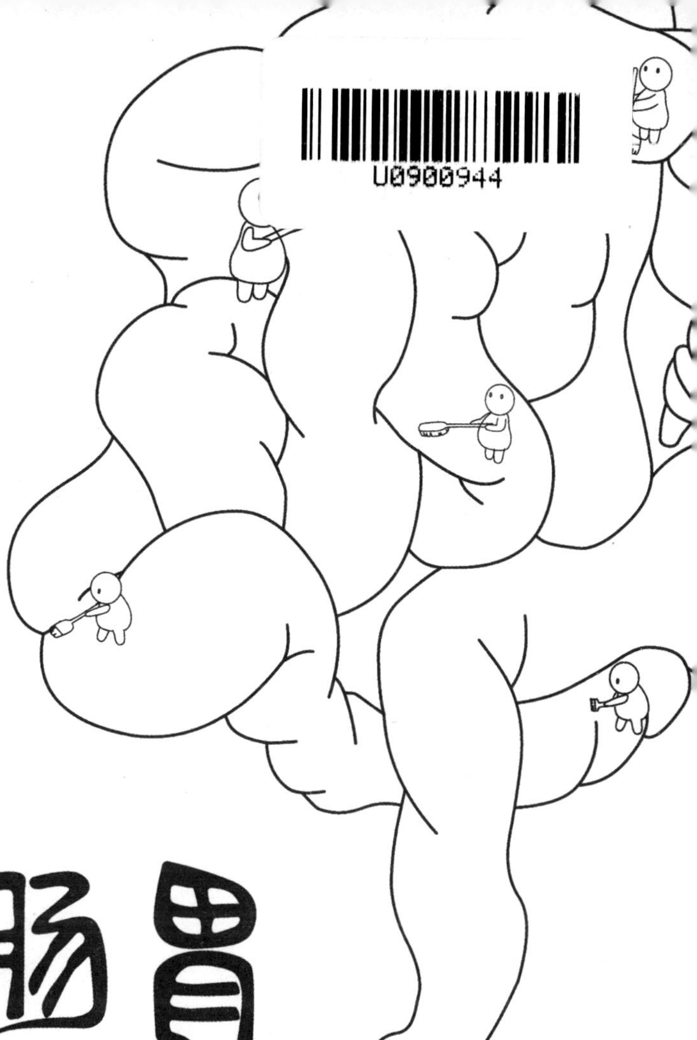

胃靠养 肠靠清

消化科医生教你一生拥有好胃口

首都医科大学附属北京中医医院
李博 著

江苏凤凰科学技术出版社

图书在版编目(CIP)数据

胃靠养，肠靠清 / 李博著．—南京：江苏凤凰科学技术出版社，2016.1（2017.1重印）

ISBN 978-7-5537-5662-2

Ⅰ．①胃… Ⅱ．①李…Ⅲ．①消化系统疾病－诊疗 Ⅳ．①R57

中国版本图书馆CIP数据核字(2015)第262840号

胃靠养，肠靠清

著　　者	李　博
责任编辑	孙连民
策划编辑	齐文静　杨　娟
特约编辑	赵　娅　王慧敏
责任校对	郭慧红
出版发行	凤凰出版传媒股份有限公司 江苏凤凰科学技术出版社
出版社地址	南京市湖南路1号A楼　邮编：210009
出版社网址	http://www.pspress.cn
经　　销	凤凰出版传媒股份有限公司
印　　刷	北京兆成印刷有限责任公司
开　　本	700mm × 1000mm　1/16
印　　张	16
字　　数	175千字
版　　次	2016年1月第1版
印　　次	2017年1月第6次印刷
标准书号	ISBN 978-7-5537-5662-2
定　　价	38.00元

图书如有印装质量问题，可随时向我社出版科调换。

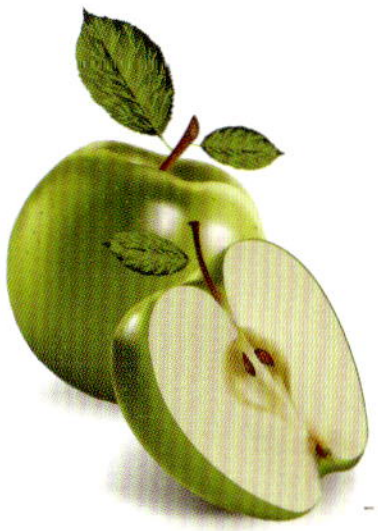

一个苹果

是怎样变成一堆便便的？

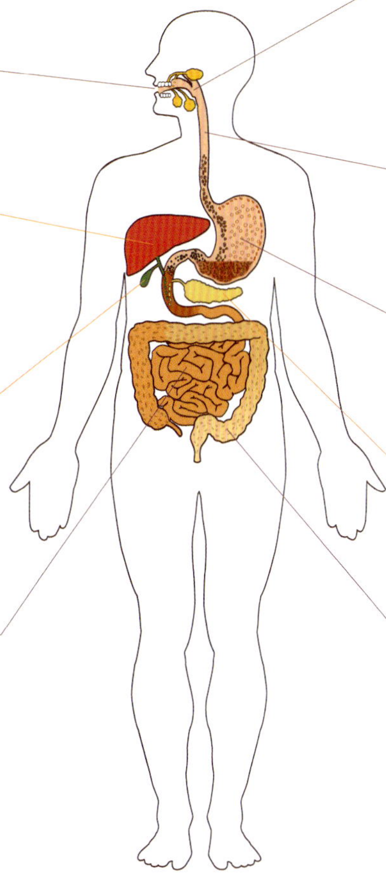

口腔——舌、牙撞击的游戏

1 将苹果咬碎，唾液中的消化酶、抗体、溶菌酶等，可分解蛋白质、杀灭部分细菌。

咽——把食物送入体内的门童

2 吞咽时，会厌软骨关闭，防止苹果块经气道（气管）进入肺脏；口腔顶的后部分（软腭）升高，以防止苹果块进入鼻腔。

食道——食物穿越的隧道

3 食道肌肉有节律地收缩和松弛，蠕动式地把苹果块运送到胃里。

肝脏——消化吸收的参与者

a 肝脏分泌胆汁，储存于胆囊供消化时用。胆汁无法起到消化作用，但可以促进脂肪乳化，有利于苹果中脂肪的消化和吸收。

胃——食物的运动场所

4 胃分泌盐酸和胃蛋白酶，杀灭苹果块中的细菌，并将苹果块分解成小颗粒。

胆囊与胆道——胆汁的客栈

b 苹果颗粒进入十二指肠后，通过一系列的激素和神经信号引起胆囊收缩，胆汁则被排入十二指肠，并与苹果颗粒混合，帮助脂肪进行消化和吸收。

胰腺——消化的幕后功臣

c 胰腺分泌的消化酶帮助消化蛋白质、碳水化合物和脂肪。这些消化酶能进入十二指肠，帮助苹果颗粒进行消化。

小肠——从食物到营养的吸收转化

5 小肠通过蠕动来搅拌苹果颗粒，使其与肠的分泌液、来自胰腺的胰酶和来自肝脏的胆汁混合，帮助苹果颗粒分解成各种营养成分，经由小肠绒毛内的毛细血管吸收。分解不了的苹果残渣会进入大肠。

大肠——排出便便

6 大肠能对苹果残渣中的水分和电解质进行吸收。很多大名鼎鼎的营养素都是在大肠内被吸收的，比如钙、维生素K。粪便排入大肠末端的直肠，会引起便意，并经由肛门排出体外。

注：肝脏、胆囊、胰腺不属于消化道上的器官，但可以分泌和储存消化液，也是消化系统的一部分。

目 录
CONTENTS

第二章

口腔溃疡和口臭：口腔问题是表象，消化问题才是真相

第三章

胃食管反流病：别让胃酸随便“串门”

第四章

消化不良和慢性胃炎：慢病慢治，不言放弃！

第五章

急性腹痛和消化性溃疡：绑在身上的不定时“炸弹”

第六章

幽门螺旋杆菌感染：一撮小细菌，搅乱了整个消化道

第七章

胃癌：它最怕情商高的对手

第八章

胆结石、胆囊炎：疼死人不偿命

第九章

便秘：千呼万唤“屎”出来

第十章

腹泻：肠小乾坤大，对症再用药

附录

最常被拒绝的检查项目——胃镜

推荐序一

医学书也能像小说一样好读

医院里面总是人满为患，尤其是消化内科门诊，相较于其他科室，病人比较多，总有那么多人在排队就诊。根据世界卫生组织的统计以及中国疾控中心的研究，目前胃肠疾病的患病率已经高达总人口的20%，也就是说，每5个人中就有1个人正在受到胃肠疾病的困扰。

由此看来，中国的医院要承担将近2亿人的消化问题，就算只有一半人来就诊咨询，消化科也有1亿人次的流动量。并且，消化疾病很少有就诊1次就可以康复不用再来的，基本上每人平均需要就诊3次，而这个数据就相当于某些国家甚至大洲的人口总和了。

作为院长，我时常在想，安得医院千万间、安得良医千万人，大庇天下患者俱欢颜。此时如果医生人数无法增加，那只有增加每个医生的工作量。每当看到他们累得没有时间喝水、上厕所，没有时间休假、陪伴家人，我很痛心。而当我自己查房和出诊的时候，也深感精力不济，需要咨询和诊疗的消化科患者太多了，我只能多牺牲一点自己的时间，来为他们排忧解难。

我的学生中，李博不是最聪明的，但他却有一种专注和锲而不舍的精神。他在“好大夫在线”上写了很多科普文章。这些科普文章是一个一个的故事，像小说，虽然说不上情节跌宕起伏，但能娓娓道来，让患者在就诊前对消化疾病有所了解，就诊后还可以随时查阅服药注意事项以及日常生活调养方法。这样做，不仅节约了患者的时间、避免了患者盲目用药，同时也节约了医生的时间，让医生在诊疗时有更多的时间分析病情。这也是医学临床诊疗的延伸，可以用这种方式把一些只有医生知道而又来不及说的疾病常识传递给大家。

非常欣慰地看到他在超级忙碌的工作中，利用晚上甚至深夜的时间，精心修改这些故事，让这些单调乏味的诊疗常识变成有趣可读的故事，让消化疾病患者明白疾病是什么、怎么来的、会怎么样、该怎么办。

饮食结构的变化、生活节奏的加快，导致消化系统疾病的发病率越来越高。虽然都是功能性的，但如果不改变饮食结构和生活方式，就会逐渐转化成器质性的，造成不可逆的健康损害。而且，消化系统疾病如果不及时治疗，长期反复发作容易癌变。因此，许多消化内科专家在健康科普的时候都提出建议：45岁以上的人要定期进行消化内镜的检查。

祝福胃病患者有缘结识这本书，能在就诊前或者就诊后读到这本书。未雨绸缪，防患于未然，让医患双方共同守护健康。

世界中医药联合会消化专业委员会会长

中国中医科学院西苑医院院长

中国中医科学院首席研究员、主任医师

唐旭东

2015年9月15日

推荐序二

李博治好了我的老胃病

与李博的相识缘于“好大夫在线”。在西苑医院组织的一次交流会上，我跟这个留着小寸头、戴黑框眼镜、满脸是笑意的“小大夫”认识了。他坐在我的对面，轻声细语地说起与“好大夫在线”的结缘，说起在援非期间与“好大夫在线”的天天“见面”，内心的喜爱溢于言表。我当时心里留下一个问号，他这么个小大夫，在“好大夫在线”上的患者评价怎么样？他这么个中医小大夫，真的名如其人，是中医里的“博”学人才吗？

回到公司，我翻着这个小大夫的个人网站，不禁眼前一亮。从 2008 年至 2015 年，李博在“好大夫在线”上撰写并发表了 140 余篇文章，回复了 7000 余位患者的咨询。他总是尽可能地解答患者的问题，从来不让患者的疑虑过夜。而且回答中还不乏暖心的话语：“我记得你”“别着急，慢慢来”……在一个因消化不良而出现月经不调的咨询中，李大夫甚至跟患者在网上一来一回交互了十几次。

我自己也是个“老胃病”，2013 年的胃镜报告着实吓了我一跳，“窦小弯中度萎缩性胃炎伴中度肠化，轻度异常增生，灶性淋巴细胞浸润……”看完报告我第一个就想起了李博，一来因为刚见过面，还热乎着，二来觉得这个小大夫好打交道，不像某些大专家，得去求着。于是我拿起电话，把报告发过去，等待李医生的回复。没过多久，李大夫的电话过来了:“你先别急，虽然人们常说萎缩性胃炎 + 肠上皮化生 + 增长 = 癌前病变，但真的不可怕。肠化和异型增生发展成胃癌的，不会超过 5%。5% 是统计学的小概率事件，可以认为几乎不会发生。所以你不必焦虑，但也不要满不在乎。先在我的网站上读读我那篇慢性萎缩性胃炎胃癌前病变的文章，下周六来门诊找我看看吧。”瞧，他的讲“证据”味出来了吧，他喜欢用数据说话，这让我很是信服。

我如约来到李博的门诊，李大夫看了看我的舌头。看了上面还要求我把舌头翘起来，看下面。我很好奇，问李大夫为什么，李大夫说:“你舌头下面‘青筋暴突’,说明压力很大,胃病跟压力密切相关呀。”舌诊结束，李大夫又问我：是不是皮肤很干？是不是容易着急上火？是不是经常口腔溃疡……呵呵，全让他一一说中，这个小大夫难道通“灵”吗？在随后将近一年的诊疗中，我越来越感觉到他的专业。每一阶段用药后的反应他都抓得很准，并且他还会根据我身体的变化适时地调整用药。其间赶上我重感，他果断地停掉一些燥热的药，改为调理我的呼吸系统。你可能会问，中医讲什么呼吸系统？一方面我对中医不熟悉，真找不出中医的词语来形容上呼吸道感染。另一方面，李博并不是学究的中医，他跟病人讲解病情时，经常中西合作，讲讲中医怎么说、对应的西医怎么说。他看脾胃病，除了号脉，必要时一定会安排患者做胃镜，用西医系统里最直接的方法拿到证据，结合中医的理论为患者量身定制药方。

我找李博看病，坚持吃药是一方面，更是坚持听李博“话疗”。找他“看病”就像和老朋友聊天。他不仅关心我的病，还关心我的心理，询病问诊娓娓道来，不强求不施压。一年之后，复查胃镜的结果让我自己都惊讶了。中度萎缩性胃炎变成了轻度，肠化也没有了，增生也消失了。拿到结果，我马上给李大夫发了微信，感谢他治好了我的老胃病。

李博给我打电话，说自己要出书了，想到自己和“好大夫在线”的渊源，希望“好大夫在线”给写个书序。好大夫在线一直秉承“以医生为伴，为患者服务”的理念，希望通过网络平台，在浮躁的时代，为医患之间架起沟通的桥梁，患者多懂些疾病知识，在看病就医上少走弯路；医生多了解患者，在治病救人方面也会多些耐心。

我想，这也是李博当时注册“好大夫在线”的初衷。在这七八年间，他利用这个平台和患者密切沟通，并坚持不懈地写科普文章。目前，他主页的浏览量已经超过 750 万人次，相当于每天有 2500 多人通过他的主页获得了就医方面的经验和常识。这在好大夫在线 36 万名医生中都是相当不错的成绩。

我想这是李博的“医疗理想”和“职业情怀”绽放出的医者之仁。我始终觉得李博的心底有一份“圣土”，李博一直守护这份“圣土”，他用他的智慧，将中西医思想融会贯通，并加以发挥，形成自己的独特医疗思维，并使自己成为一个受广大患者喜爱的消化科专家。祝愿李博的科普之路越走越远，也希望这些科普能让更多的胃病患者受益。

好大夫在线总编辑
何　波

自 序

给你讲讲消化道的有趣故事

我想每个人都有一个梦想，作为医生的我，也有一个关于理想诊疗过程的梦。

我希望，能在舒适安静的私密环境里接待我的患者。

我希望，与第一次来找我看病的患者能接触20分钟以上，让我们彼此了解得更深入，让患者对病情的表达更准确，让我的诊疗思路更清晰。

我希望，诊疗过程能够紧凑有序而缓慢平静地进行，让疾病诊断更准确、病情分析更细致、治疗方案及预后讲解更全面。更重要的，能让我有时间为我的患者科普生病的原因和康复的注意事项。

我希望，通过贴心的交流，我的每一位患者都充分相信我，也相信自己，能够按照我说的建议去做，我们共同战胜疾病。

然而梦想终究是梦想，它与现实有着巨大的差距。

日常工作中，我出专家门诊，一上午要看25位患者，从8点到12点，一共4小时，平均每小时6个人，也就是说每人只有10分钟。但这也只是理想的平均状况，实际上，每天我都要加至少10个号，尽管我经常早到晚走，但合在每个人身上还是不足10分钟，如果遇到危重病例不得不多说几句，那其余患者的诊疗时间就更少了。而这合在每位患者身上，短短的几分钟时间，还包含了录入病历的时间，患者进门出门的时间，真正用在望闻问切、视触叩听上的时间寥寥无几。为了让排队挂号的患者都能及时得到治疗，我无暇跟他们多说哪怕一句话。

这就是梦想与现实的差距，这种差距，让我每天都备受煎熬。

因为我深知，我的每一位患者，都是活生生的独特的人，不是流水线上的商品，而我，是一个有思想、有方法的医生，也不是流水线上的机器。每天“走马观花”式的诊疗让我非常无奈与不安。我生怕因为我的“没空说”而让患者失去信心，影响心理康复；我生怕因为我的“没空说”而让患者没有掌握好服药的注意事项，影响药效；我生怕因为我的“没空说”而让患者失去了一次获得健康宣教的宝贵机会，继续过去错误的生活方式，让疾病反复不断地找上门来。

我的内心实在惴惴，为了减轻自己的不安与遗憾，我尽可能地想办法让自己在不占用门诊时间的情况下，与患者多交流。

一开始，我制作了一些小纸条，上面有一个指导患者根治幽门螺旋杆菌四联疗法准确用药的表格；后来，我根据门诊和病房的经历，写了一个科普故事放到我的博客里，描述幽门螺旋杆菌的产生和危害。通过这两件“小”事，我看到了“大大”的成功，门诊患者根治幽门螺旋杆菌的依从性好多了。

深受鼓舞的我，在 2008 年开通了“好大夫在线”。这样，让患者在就诊前就可以了解我，对我产生初步的信任；而且，我会在“好大夫在线”的空间中发布一些有针对性的科普文章，把诊疗过程中“没空说”

的话交代给患者。这样一方面节约了门诊的时间，另一方面也让患者在需要的时候有地方查找，不至于转身就忘记。另外，为了方便患者随时向我进行咨询，也方便我跟踪掌握患者用药后的情况，我还定期回复病友的留言，这样患者就更能坚持正确服药，用药的效果也好得多了。同时，在这个医患交流的平台上，我也收获了患者的信任，医患关系不再是冷冰冰的。

略感欣慰的同时，我又有了新的缺憾，因为无论我怎么努力，我能帮助的都是已经患病的患者，如何让更多的人增长医药知识，提高医学素养，健康生活，少生病，甚至不生病呢？

我想到了科普宣传，在“好大夫在线”的空间里写一些如何远离疾病的科普文章，但受众终究有限，我希望能让更多的人受益，于是不揣粗陋，我动手一字一句地写成了本书。

在本书中，我选取了消化内科最常见的十几种疾病，用一个个真实生动的故事，详细解释了为什么会生病，怎么发现自己生病了，生病后怎么办，有什么饮食和生活调适方式，怎么做才能不生病。可以说，把我在门诊想说又没空说的话全写了出来。

希望大家读了我的书，能对消化系统疾病有一个更全面的认识，更重要的，能够对健康的生活方式有一个全新的认识。

李　博

2015 年 8 月 15 日

消化道健康状况自测表

本量表多应用于消化内科门诊，是医生了解患者胃肠病情的重要依据之一。本量表从躯体、心理和社会健康三个方面进行观察，计算各纬度的得分及总分。

题号	条目	从来没有（0分）	有时（2分）	大部分时间（4分）
1	您容易疲乏吗？			
2	您的睡眠不好吗？			
3	到了进餐时间，您仍然感觉不到饥饿吗？			
4	您的食欲减退了吗？			
5	您想吃不敢多吃吗？			
6	您口干吗？			
7	您口苦吗？			
8	您感觉口中有异味吗？			
9	您咽部有异物感吗？			
10	您反酸吗？			
11	您有打嗝或嗳气吗？			
12	您感觉恶心吗？			
13	您有呕吐现象吗？			
14	您有胸骨后烧灼感吗？			
15	您有胸骨后疼痛吗？			
16	您胃痛吗？			
17	您胃胀吗？			
18	您胃里有灼热感吗？			
19	您腹痛吗？			
20	您腹胀吗？			
21	您胸骨后疼痛的程度如何？			
22	您胸骨后烧灼感的程度如何？			

题号	条目	从来没有（0分）	有时（2分）	大部分时间（4分）
23	您胃痛的程度如何？			
24	您胃胀的程度如何？			
25	您腹痛的程度如何？			
26	您腹胀的程度如何？			
27	您腹泻吗？			
28	您便秘吗？（排便间隔≥3天，或大便干结或排出困难）			
29	您有排完便还想排的感觉吗？			
30	您排便急（需要冲向厕所）吗？			
31	近两个月您的体重下降了吗？			
32	您的情绪易波动吗？			
33	您焦虑或精神紧张吗？			
34	您对自己的疾病感到担心吗？			
35	您的健康状况限制了您的社会活动（如逛街、走亲访友）吗？			
36	患病影响了您在家庭（或工作）中的地位或作用吗？			

量表维度划分（蓝色字体部分表示题号）

维度1 反　流：9，10，14，15，21，22；（0～24分）

维度2 消化不良：4，5，7，8，11，12，13，16，17，18，23，24；（0～48分）

维度3 排便异常：19，20，25，26，27，28，29，30；（0～32分）

维度4 全身症状：1，2，3，6，31；（0～20分）

维度5 心理情绪：32，33，34；（0～12分）

维度6 社会功能：35，36；（0～8分）

计分说明参考

两周之内，做两次量表，如果每一次、每一个维度达到60%的分数，或者所有维度相加得到的总分达到50%，建议去看医生。本表不包括肝胆疾病，本表仅作为胃肠道疾病及程度自我判断的参考，明确诊断及病情评估请和医生面诊沟通。

参考文献：

[1] 唐旭东，王萍，刘保延，訾明杰．基于慢性胃肠疾病患者报告临床结局测量量表的编制及信度、效度分析[J]. 中医杂志，2009,(1).

[2] 王萍，唐旭东，刘保延，訾明杰．基于慢性胃肠疾病患者报告临床结局测量量表条目筛选[J]. 中西医结合学报，2012,(10).

第一章

CHAPTER 01

吃，是一件攸关性命的事

中国很多老年人在吃饭问题上有两个误区。一个是怕浪费，总吃剩饭；另一个是迷信保健品的作用。常吃剩饭，人容易营养不良；而想通过保健品补身，很多时候也是一厢情愿。

吃饭关乎健康和生命。最好的补食就是一日三餐。吃好一天三顿饭，就能满足身体大部分的营养需求。不好好吃饭，而寄希望于保健品，是一种本末倒置的危险行为。

被“剩饭文化”害了的姑姑

上班路上，我接到了姑姑的短信：朋友送的保健品去年 10 月过期了，现在还能吃吗?

看了这条短信，我这一天上班的心情都不太好。我和姑姑的感情非常好，小时候总是住在姑姑家，现在每年回家还是要在姑姑家住几天。自从成为医生以来，我已经多次给姑姑进行健康科普，但过几天就会发现效果被抹杀得干干净净。这不,居然又问起我过期保健品还能不能吃。

我发现，中国千千万万的老年人都有两个主要的健康误区。一个是怕浪费，比如过期食品、过期药舍不得扔，觉得还没坏，还能吃；还有就是做饭怕不够吃，每次都多做，但又不想浪费粮食，所以总吃剩饭。另一个是相信和夸大保健品的作用。

我姑姑呢，就是这两大健康误区汇集于一身的典型形象。

说起姑姑的这些健康误区，我虽然每次都很生气，但也非常心疼她。我知道，她这样的生活习惯与思想观念，是与她的生活经历和周围环境分不开的。

时代会在每个人身上打下烙印，我们的父母一辈经历了太多的苦难和贫穷，他们挨过饿，受过冻，他们“穷怕了，也饿怕了”。

记得小时候在家吃饭，各种菜肴摆满了桌子，每次都有新菜，每个碟子都很满，小时候很高兴，觉得咱家各种东西都很丰富。爷爷奶奶说起来也颇为自豪，说：“咱们的日子比过去好多了，想吃啥都有。”吃完饭后我和弟弟妹妹嬉戏玩耍时，经常看到姑姑总是在最后吃饭，看看哪个菜已经反复热过好多次，剩下的，就把它“打扫”干净。

挨过饿的人生怕再挨饿，所以每顿饭都要“过剩”才能满足，而挨过饿的经历又是他们身上的烙印，他们不能忍受把剩饭倒掉，于是总有人像我姑姑一样，总是在默默地吃着剩饭。

如今，姑姑已经被糖尿病缠身多年，还做过两次手术，一次是颅内如鹌鹑蛋大小的肿瘤切除，一次是多处如鸡蛋大小的肠息肉切除。根据长时间的观察和我对亲人的了解，我发现，经常吃剩饭的人，往往营养不良，因为剩饭经过多次蒸煮，营养成分已经被破坏，身体已经无法从中吸取营养，只能不断损耗着自身，久而久之，就会出现问题。

从临床观察来看，越来越多的现象提示，长期吃剩饭可能导致营养不良，免疫力下降，从而发生其他疾病。这一点早已经有了理论基础，实际生活中也逐渐得到大家的公认。

姑姑的这些疾病，很有可能就是长期进食这样没有营养的剩饭导致的。我也多次向姑姑科普，要她改掉吃剩饭的坏习惯。

但“冰冻三尺非一日之寒”，观念的改变并非易事。我过年和父母交流的时候，他们就不明白什么叫“节约习惯的与时俱进”，认为不浪费粮食是几千年以来老祖宗留下来的真理，必须遵守。

虽然生了一天姑姑的气，但我还是决定晚上给她打个电话好好说说。科普之路不能想着一蹴而就，我只能慢慢去转变家人的健康理念，让他们一步步走上健康之路。

“姑姑，晚上吃啥了？”

“烩菜熬稀饭，还喝了点奶，今天的饭可吃光了，没有剩。”

不简单，我的科普还是有用的，收到了效果，真假且不管，至少不吃剩菜的意识已经有了。

“白天时间太紧张，晚上我闲下来给您说说这个过期保健品的问题。”

“唉，不算过期，这才几个月，扔掉多可惜啊！”

我一下子语塞，明明知道问题出在哪里，却不知道该如何解释，只好先从过期说起。“不管怎么样，这个已经过期了。咱们确实不应该浪费，但是最大的浪费其实是对身体的不负责任。我记得给您算过这笔账，不断吃剩饭，节约下来的钱，比将来吃药治病花费的钱，少很多。这两年来，姑姑您注射胰岛素、做手术花了多少钱，比起您节约那点钱，是不是多很多？”

说起这个来，姑姑一下子有了直观的印象。这些都是她经历过的，必须要让她警醒。我接着说：“最近都在倡导‘光盘行动’，就是要不浪费，这是好事，是传统美德。可是不浪费不是说硬塞进去，因为吃剩饭是对身体的最大浪费。”

“那剩下那么多怎么办呢，都倒掉多可惜啊。”姑姑语气中满是无奈。

解决这个问题的核心，就是要转变观念。我决定趁热打铁：“姑姑，这就是我要说的‘不浪费的与时俱进’。以前我们说不浪费，就是做多少吃多少，不能剩饭。现在不浪费是说让我们做少一些，一次都吃完，宁可吃少一些。我在医院这么多年，发现现代社会营养不良导致的疾病几乎消失了，取而代之的是营养过剩引起的各种疾病。所以，少吃一些，才是不浪费，才是对身体负责。反复加热的菜，早就没有营养了，吃进去，胃肠还需要消化，相当于机器在空转，没有产生任何效果。”

“我知道，这些你和我说了好多次了。咱们这里的人，吃剩饭都吃了大半辈子了，像我，明白了都晚了。”

我知道长辈们的观念，他们觉得一顿饭如果没有剩下菜就说明大家没吃好，所以一定要在餐后看到桌上有剩下的东西，这也是国人好面子的一个具体表现。这个观念是非常错误的，一定要与时俱进，转变这种观念。咱们过去很穷，总是吃不饱，现在日子过好了，观念也该变变了。

但姑姑确实有把我给她讲的道理放在心里，也在逐渐改变。这让我很欣慰，也有了继续科普下去的动力。“像您现在身上的糖尿病，以及脑瘤和肠息肉，很有可能就是因为吃了太多的剩菜，缺乏营养，免疫力下降导致的，所以剩菜不能吃。”

“现在好多了，已经基本吃新鲜蔬菜了。”

说到这里，我就顺理成章地说：“同样的道理，过期的保健品就相当于剩菜了。”

“嗯，你说的没错，道理我也明白，就是觉得心里别扭。过会儿我就去扔了。”

吃保健品，不如吃自家菜园的黄瓜豆角

科普取得阶段性胜利，我还没来得及欢欣鼓舞，姑姑的一句话又让我差点一下子撞在桌子上。

“我这里还有无糖的燕窝粥，还有 1 个月才过期，你说这还能不能吃啊？”

我内心突然一阵心痛，也涌起一股悲哀。在健康方面，什么是珍贵的、什么是不值得关注的，国人根本就没有搞清楚。

在他们看来，物化的东西，似乎价值更高。我费尽心思讲了这么长时间，姑姑还是没有听进去。就像是一次门诊，动用 5 年本科学习的基础知识、3 年硕士积累的临床实践，再加上 5 年独立行医的经验，做出的诊断和治疗方案，如果没有开出具体的某种药品，患者往往会说，大夫不负责任，都不给开药。面对患者、面对亲人，这些内心的万马奔腾，消弭在医学科普的点滴路上。

从另一个角度看，很多东西，都做成了非自然的形式，比如化学提取的形式，这是多么大的浪费啊，简直就是暴殄天物。如果想节约，意识形态的节约才是最重要的。注重健康，不在于食用包装精美的保健品，以及莫须有的补品，能真正起到保健作用的，就是自然天赐的食物、平和的内心，以及适度的运动。

“姑姑，在您决定要吃这个保健品之前，我想问问您，为啥要吃这个保健品啊？”其实我内心很明白，姑姑一定是从各种媒体看到了广告，觉得吃了对健康有好处，所以，自己已经决定要吃了，问我就是找个权威人士（医生）认同她的行为。

很多时候，有不少老年人形成的观念和想法，子女很难改变，道理说破天，就是相信电视、报纸的忽悠。

姑姑就是这样，十分迷信电视宣传。明明有个当医生的侄子，遇到健康问题不来问我，反而听信电视里那些所谓的“专家”，甚至是广告宣传。

受经济利益驱使，药品、保健品功效被夸大，甚至虚假宣传充斥着各种媒体，但中国人整体医学科学素养的缺失又使得老百姓根本无从分辨。就连受过高等教育的人也经常上当，更别说我读书不多、文化水平不高的姑姑了，她对这些自然是十分轻信与盲从。

果不其然，姑姑说：“我看电视上说的，这个燕窝粥可以补充各种维生素，你也知道，姑姑的免疫力不太好，总吃剩饭，肯定缺乏维生素，正好补补。”

“姑姑，我跟你说，吃这些个保健品不如吃您自己种的那些菜。咱们自家种的蔬菜，按照现在流行的说法，就是有机的，有机蔬菜在大城市里非常贵，非常受热捧，也属于高级营养品呢！而且，咱们吃的都是刚采下来的，最新鲜，这里面富含各种天然维生素。您吃那个保健品也是为了补充维生素，那咱干吗不补那天然的呢，更容易吸收，更有利于健康。别听电视里、报纸上的宣传，它们净瞎说，不可信。”

“也是，电视、报纸里面说的，都是因为他们花钱要推销。”

太好了，姑姑转过这个弯儿，就好说多了。现在的虚假医疗广告和药品广告特别多，把保健品说得天花乱坠的比比皆是。而现代生活节奏加快，压力增大，很多人感觉自己身体疲惫，处于亚健康状态，就想服用各类补品滋补身体。西洋参、红参膏、灵芝孢子粉都是热门的滋补品，还有人热衷于煲各种滋补汤喝。这样进补，不但不能找回健康，反而常常适得其反，给身体带来负担。

食补或药补，一般是针对虚证的。中医将虚证分为气虚、血虚、阴虚、阳虚 4 种类型。相应的，补品也分为补气、补血、补阴、补阳 4 类。其中补阴、补阳是一种矛盾关系，如果阳虚的人再服用凉性的补品，比如西洋参，就很容易导致腹泻，但西洋参除了能补气外，还能补阴，对内热人群，最合适不过。但即便如此，如果西洋参补得过量，也可能拉肚子。而阴虚的人进补大辛大热的人参、鹿茸等，势必会出现亢奋、睡不好、易产生饱胀感、吃不下东西等不良反应，还有流鼻血的可能。

人参杀人无罪，大黄救人无功

中医有一句名言“人参杀人无罪，大黄救人无功”，说的就是许多人大量服用人参，人参生内热，耗竭身体的阴气，阴阳不平衡，导致身体虚弱而死亡，大家却一味地记得人参的好，不会想到是服食人参而导致的死亡；有些身体热邪集聚的患者，已经奄奄一息，经过大黄的排毒泄下，恢复健康，大家却不相信大黄这样的泻药同样可以挽救人的性命。气虚、血虚、阴虚、阳虚还有不同的排列组合，有些人可能两三种虚弱同时出现，只有经过准确的中医辨证才好对症进补。

与姑姑道别的时候，回头看看，电视里正在播放某药品的广告。科普保卫战，任重而道远。而对于保“胃”战，我将不遗余力地用事实讲述医生知道的真理。

能吃好每顿饭，比费心费力地去找什么补品都重要。我们需要的能量，都在自然的食物中，只要吃好三顿饭，胃肠就会得到许多“正能量”。当然，我们需要吃的是新鲜有营养的食物，而不是吃垃圾食品。真正的好食物，烹饪少，但是能有食物自然的香甜。

不得不说，日本料理是很健康的，新鲜、自然、烹饪少。自己家里做的饭，也是比较健康的，但要记得少盐少油。垃圾食品中排在第一位的是油炸品，第二位是腌制品。整天吃这些纯追求口味的食物，吃多少补品都消除不了它们的副作用。

最好的补食是一日三餐

门诊结束，发小约我和高中同学聚会。医生参加的聚会，难免会被问到健康和疾病的问题，对此，我已经司空见惯。其实，看病就是我的日常工作，和大家一样，不是工作狂的话，谁也不喜欢在吃饭时间谈工作。但是碍于情面，我经常在吃饭时不得不一边嚼着东西，一边思考着身体健康的事情，解答着问题。说不定有时候还需要放下碗筷先诊个脉。

最开始，我会拒绝一些饭局，好腾出时间来在微博、微信上做医学科普宣传，指望着能有一个“爆炸”的作用，希望这一点点的宣传，能够通过网络传播，达到以点带面的效果，让健康理念能够扩散开来，提高亲朋好友，乃至广大人民群众的医学健康素养。后来才发现这是我的一厢情愿，不知道的还是不知道，尤其是熟悉的朋友，那我还不如去参加同学聚会，联络感情的同时还可以面对面给他们科普。

这次同学聚会，刚一落座，同学阿杰就迫不及待地凑过来，说："你怎么老不参加聚会，今天可逮着你了，我跟你说，我最近查出来有幽门螺旋杆菌，是不是就要得胃癌了？"

我还没开口，立刻有人搭茬："才不是呢，但吃饭的时候要注意，别和孩子在一起吃饭。"

还有人说："听说幽门螺旋杆菌很难杀灭，杀不掉怎么办呢？"

阿杰听了，又对我说："西药副作用太大，李博，你不是学中医的吗，用中药给我杀一杀吧。"

"不就吃个饭，咋就又成了李博的义诊了，你们这些机关枪，别轰炸他了，刚下门诊多累啊。快点菜。"还好有阿虹为我解围，我感动得差点掉下泪来。

"对对对，"其他人也跟着应和，"你快看看菜单，消化科大夫，我们吃啥比较好？"

如此看来，为健康"点菜"我责无旁贷。

我经常在吃饭的时候说起，山药是健脾的、山楂是消食的、莲藕是凉血的这类话，于是菜单往往都放到我的手里。

人少不好点菜，人多就方便很多。因为人多，吃得多，这样品种可以更丰富一些，符合平衡膳食的原则。

我翻了一下菜谱，从凉菜开始，先来一个蓝莓山药，开胃，山药还可以健脾；再来一个果蔬大拌菜，多吃新鲜水果、蔬菜，清淡，补充维生素。

下面是热菜，来一条清蒸鲈鱼，鱼类含有不饱和脂肪酸，适合晚上吃，能量不高，还有营养；再来一个栗子鸡，好消化，栗子与鸡肉相配，偏温补一些；再点些海鲜，盐焗虾和蒜蓉扇贝，补充必要的维生素，以及微量元素硒，可以抗氧化，延缓衰老。

点菜进行到这里，有同学提议点个红烧肉、东坡肘子之类的横菜，被我否定了。看着同学们一个个凸出的肚腩，我不建议大家在晚上大快朵颐。

晚餐嘛，应该遵循“四少”，即少盐少油少脂肪少辣的基本原则。不要忽视每一餐饭，日积月累，影响深远。保护健康，预防疾病，就要防微杜渐，小事不可小视。如果能做到这“晚餐四少”，就代表着我们离高血压、高血脂、胃食管反流和痔疮等一系列病症都远了很多。

同时，从中医的角度来看，口味重、肥甘厚味是生湿生寒的原因，反其道而行，则是避免脾胃内伤而生湿的关键。所以吃饭，宁可小清新，不要重口味。

这些点菜的原则，说起来容易做起来难啊。在大家共同的呼声中，我还是无法避免地点了羊肉串和水煮牛肉等。

最后，在我的坚持下，又加了一道清炒空心菜和一道蒜蓉西蓝花，可以“刮刮油”，还能抗癌。现在人们的餐桌很丰富，什么季节都能够吃到所有的菜，但是反季节的水果和蔬菜有一种不成熟的味道，而且营养也会缺失，还是应该尽量点应季的蔬菜，好吃，而且便宜。

主食嘛，玉米等粗粮必不可少，来一个大丰收，平衡膳食。

至于大家吃的大鱼大肉，只能靠后期多运动来消化了。另外，饭后甜点来份山楂，消消食。

微信朋友圈里的“科普”，只能“微微信一下”

下了单，我想起刚才老同学问的问题，我还没有来得及回答，可大家已经有了别的话题，各自聊开了。

其实，我写了那么多科普文章，自信对于幽门螺旋杆菌的各个方面已经做了非常精彩的诠释，已经足够详细、贴心了。但老同学们懒得看我的文章，更喜欢随时把我抓来问问题。

菜陆续上桌，酒过三巡，大家开始三三两两聊了起来。健康是个大家都关心的话题，不过即便是好朋友，在医学上的观点也不尽相同。我的同学大多具有本科以上学历，但很多人的医学素养确实还很有提高的必要。频频举杯的席间，他们在互相传递着不正确的健康理念和信息，以及对医生的误解。

我虽然已经懒得一一纠正和争辩,但有机会还是要尽自己的努力“拨乱反正”。大众健康需求的短、频、快，和医生掌握的客观真理有很大差距。不管怎么糟践身体，只要吃点啥就能恢复的愿望，顺应民意就有市场，可以让绿豆横飞、虫草飙价；而健康宣传却不得人心，规律生活、定期运动，够累的，没人爱听。

因为我是医生,所以同学们在聊起健康话题时自然而然地拉我参加。阿杰又过来问我幽门螺旋杆菌的事了，我不得不把我科普过无数次的内容再说一遍。以前，这样做会让我觉得挺烦，不断重复这些内容，也让我觉得没有意义。直到有一天，我看到一位中学老师在耐心地回答各位学生的提问，回答了好几遍，我都听烦了，她依然笑着，那美丽的笑容让人动容。后来我问她："你也不觉得烦吗？"她说："传道授业解惑，这不就是我应该做的吗？"

再后来，又看到那句话"佛法无边，只度有缘"，我有种顿悟的感觉。微博、微信的广为宣传固然必不可少，当面交流也是非常必要的。所以，和老友相聚时，他们有再多的问题，我也不会烦了，让他们有机会先了解一些医学的真相，何乐而不为呢？

"李博你看，高血压是不是可以用这种方法，这个在朋友圈阅读量还不小呢。"我喝了口水，侧脸一看，是微信朋友圈里的内容，微信融入了生活，也干扰了生活，在聚会的时候刷朋友圈，成了一种时尚，让人喜忧参半。我快速浏览了一下，说："明显是在推销一种产品，怎么会有人信呢？"

"我妈说别人用了挺好的，她在朋友圈看见的，然后转给我的，她有些怀疑。"

"她的怀疑是正确的，人家说，微信微信，就是微微地信一下。"

我的话让大家哈哈大笑。是啊，作为现代传播最为便利和迅捷的手段，微信自然会被人看上，有很多植入广告不足为奇，但是健康的话题，却鲜有靠谱的内容，这个空缺，暂时很难补上。

当然，也有不少医生来做这件事，宣传正确的健康知识，但是基本都是杯水车薪，所以各种谣言和不靠谱的东西传来传去，已经到了难以控制的地步。

面对各种各样的伪健康信息，我们该怎么办？我觉得最好的办法，就是不看，即使看了也不要随意转发，不确定的事情，应先打个问号。

开心地吸口烟，也比郁闷地吃饭好

既然提到高血压，我就顺势科普起来："高血压的预防很重要，少吃点盐，另外少吸烟、少喝酒吧，吸烟、饮酒也是引起高血压的原因。"

话音未落，马上就有人说："不是吧，很多医生也都抽烟喝酒呢？"此言一出，大家都望向我。

我停下筷子，说："其实这是一个人的个人爱好，从健康的角度来说，没有疾病的话，少量饮酒有助于健康，抽烟确实有百害而无一利。"

"但是也有人抽了一辈子烟，健康长寿得很。"席间立刻有人说。

我顿了顿，继续说："当然，不仅如此，还有人一根烟不抽，结果40多岁就得肺癌死了。但这些都是现象，而不是理论，理论是用概率说话的，也就是可能性大小。拿100个抽烟的人与100个不抽烟的人比较，抽烟的人得肺癌的人数就比不抽烟的多。所以，我们说，抽烟得肺癌的可能性要大，吸烟是有害健康的，我们要养成良好的生活习惯。"

说到这里，大家觉得医生又开始老生常谈的健康教育了，谁不知道规律生活对身体健康最重要，这大家都明白，但"臣妾做不到"啊。我也理解大家做不到，所以我没有把老式健康教育继续下去，而是带领大家让思维来了个急转弯。

"其实，对健康而言，最重要的不仅是正确的饮食习惯，还有良好的心态。也就是说每天快乐生活，心态好、傻呵呵的人，要比成天纠结郁闷和思虑过度的人健康。好心情对健康的重要性，要大于规律的生活。说个极端的比喻：每天开心地吸烟，要比郁闷地规律吃饭更有助于健康。”

此话一出，大家都以为我喝多了，其实才一小杯酒，我还是有分寸的。在蹴杯的同时，我内心展开的思考，也在席间迸发出来。唯心主义和唯物主义的争吵与交锋已经好几个世纪，谁也不敢说，自己就是真理，人类最伟大的发现就在于：面对生命，面对自己，我们知道的太少太少，认识到自己的不足，才是一个最伟大的进步。可以这样说，唯心主义就是我们的心情和主观想法，而唯物主义就是规律的生活起居。身体内的唯心和唯物是一种难以捉摸的关系，心情对于疾病的影响，是难以评估的，但却是真实存在着的。

这次聚会，大家聊得很尽兴，快结束的时候已经到了深夜，我的饭局也达到了健康宣传的目的。但是刚走出门，又看到朋友圈有了更新，舅舅大半夜不睡觉，依然在转发不靠谱的健康信息，而且这些信息和昨天转发的内容还有很多冲突。

我想，也许很多人转发并不代表着认可，他们只是觉得好玩，觉得花里胡哨的挺有意思，随手就转了。想到这里，我也就释然了，微信朋友圈中的大量虚假健康信息，只不过是社会快节奏和浮躁的一个缩影，胳膊拗不过大腿，医生的科普，可能很快就被淹没在大家的酒水中，但是金子总会闪光的，浮华落去，追求真实的医学信息，找到认真的医生，会是每个人内心的期待。

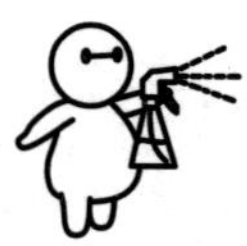

第二章

CHAPTER 02

口腔溃疡和口臭：口腔问题是表象，消化问题才是真相

口腔溃疡和口臭的“真凶”在消化道。反复性的口腔溃疡多因脾虚而起，顽固性的口臭多因胃热而犯。单纯地消炎止痛、使用口气清新剂只能暂时缓解，要想彻底摆脱，还要从调理好消化系统入手。

消化系统问题一旦解决，就如釜底抽薪一般，断了口腔溃疡和口臭的“香火”，两者无以为继，自然乖乖“撤退”了。

急性口腔溃疡和“上火”的一世痴缠

说起口腔溃疡，我想起了两句古诗。一句是，“忽如一夜春风来，千树万树梨花开”，正应了急性口腔溃疡的症状：嘴里突然长出好几个水泡，有强烈的灼痛感。在我们中医看来，急性口腔溃疡是实火所致，一般 1 周左右自己就好了。另一句是“随风潜入夜，润物细无声”，这正是复发性口腔溃疡的写照，发生、发展悄无声息，嘴里隔段时间就长泡，此起彼伏，反复发作，迁延不愈。慢性复发性口腔溃疡多是虚火所致，虽没有急性口腔溃疡那么猛烈，但缠绵不绝，严重影响生活质量。

✽ 上火之路：水不足而火有余

我有一位同事张大夫，是借调到我们医院的军医，他确实是军人风格，不仅性格直爽，做事雷厉风行，就连吃饭也是速战速决。

张大夫是四川人，食谱中“麻辣”是主旋律，经常看到他吃着担担面，就着辣子鸡，呼噜呼噜，顷刻间半碗已经下肚。

我曾经调侃他：“慢点吃，小心咬着舌头。”

没想到过几天再碰到张大夫时，他真的话都说不利索了，见了面就抱怨我说："都是你这乌鸦嘴，我那天吃饭着急，咬着自己了，然后就起了满嘴的水泡。"

我看着张大夫的嘴，尽量憋住笑："你自己上火，得了口腔溃疡，怨我干啥？"

没想到听我提到"上火"，张大夫不但不生气，反而来了兴趣，一把拉住我问道："老听老百姓说上火了，但我们西医里没这个说法，这是中医的专利，今天你说我上火了，那你就给我讲讲，究竟什么是上火了？"

我本来不想答应，但张大夫认真得很，都扯到中西医合作的高度了，我决定好好给他说道说道。

要想解释上火，首先要弄清楚什么是火。中医所说的"火"，是用自然界的火来打比方，用来说明人的生命活动和病理现象。

自然界的火能产热生暖，有一定的热力，对人很有利，可以把它比喻为人体"生理之火"；自然界的火能很快把东西烧成灰，甚至造成火灾，对人有害，可以把它比喻为人体"病理之火"；自然界的火焰摇动着向上冲，人体的火也有炎上的性质。生理之火能腐熟水谷，化生精气，营养脏腑、四肢百骸，维持生命需要，是人体不可缺少的阳气；而病理之火如果失去制约，就会导致我们所说的上火症状。

中医讲求辨证，要想进一步把上火说清楚，还要把"火"的"夫人"——"水"请出来一并介绍。中医所说的"水"与"火"一样，并不是一种实实在在的物质，而是身体内的一种力量，一种与"火"对立统一的力量。

看到这儿有读者可能会有疑问，“水”不是“火”的克星吗？怎么会成了它的“夫人”？

“水”和“火”到底是什么关系呢？

它们时而针锋相对，时而携手共进，你中有我，我中有你，达到中医讲求的“阴阳平衡”的状态。如果有一天，这两股力量“吵架”了，就会出现阴阳失衡，“水”占上风就会水肿，而“火”占上风自然就是上火了。您说，这种关系，是不是很像夫妻关系呢？

一般来说，“水”和“火”夫妻俩关起门来，小吵小闹，很快就会过去，握手言和，对身体没什么损伤。夫妻双方经营婚姻，如果有一方总是压制另外一方，长期下去家庭关系肯定会出问题；同样，如果“水”和“火”之中的某一方在身体内占据了较大的优势，力量过于强大，那身体也就要出状况了。比如，接连几日紧张工作，又吃多了辛辣的食物，身体里的“火”就仿佛得到了外援，势力猛长，一发不可收拾，开始欺负“水”，而“水”争执不过，身体内的平衡被打破，趾高气扬的“火”就有可能犯下让人口舌生疮、咽喉肿痛等一系列罪行。

✽ 是什么在嘴里“放了火”？

通过上面的介绍，我们知道了“火”本身并不是“罪人”，它是我们身体里一股正常的力量，是人体的阳气，而“火”只有在失去了制约后，才会危害身体，造成很多病症，口腔溃疡就是其中之一。就好比自然界的火可以帮我们取暖做饭，是“好的”，当有外界力量不恰当地助长了火势，使火失去控制后，才会酿成火灾，危害人类，成为“坏的”。

那究竟是什么助长了人体里的“火”，使它烧到了嘴巴里呢？我还是要说一说我的同事张大夫。

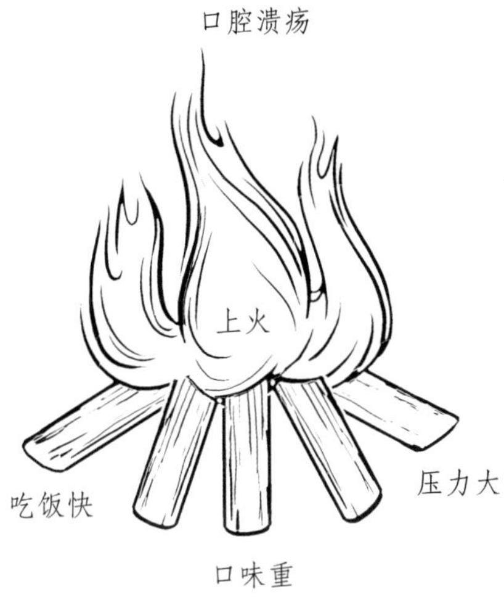

上面是我给他画的“上火图”，虽然简陋了点，但很能说明问题。

张大夫平时吃饭很快。吃得快，说明这人着急，折射出焦虑心理，这种状态会导致气机上行，容易上火。另外，从西医角度讲，吃得太快，很多食物没有经过仔细咀嚼，唾液与食物混合不充分，不能完全发挥唾液的灭菌功能，食物中的细菌进入身体，会增加感染的机会，也容易导致口腔溃疡的发生。

张大夫好吃辛辣，口味很重。无论太烫、太咸还是太辣，或者是烟酒刺激，都容易损伤口腔黏膜，使其屏障功能下降，导致容易被感染。另外，太咸和太辣的食物进入身体以后，需要很多水分来代谢，这样细胞中的水分子就会大量减少，不仅会使我们感到口渴，而且水分的减少，也不利于代谢产物的清除，容易引起炎症因子的活跃。所以口味重的人，就会比清淡饮食的人更容易发生口腔溃疡。此外，顿顿膏粱厚味，还会加重胃肠负担，也是上火的原因。

张大夫又要看病又要搞科研，“压力山大”。人在压力很大的时候自然会焦虑、急躁，这就是中医所说的肝气郁滞状态，时间久了，就会气郁化火，也是上火形成的原因。此外，人体在感受到压力的时候激素分泌旺盛，尤其是肾上腺素，肾上腺素就像人体里的救火队，有大事要事它就紧急动员，一马当先，比如赛跑、考试的时候，身体和精神高度紧张，肾上腺素大量分泌。但肾上腺素不是无穷无尽的，当比赛结束、考试完成时，是人体放松的时刻，也是肾上腺素撤退的时机。在激素水平下降时，免疫力的“长城”就会出现空洞，这时候人体就容易感染，反映在嘴里就容易得口腔溃疡。

吃饭快、口味重、压力大这些因素就像是一根根木柴，烧旺了人体内的“病理之火”，烧到口腔，就成了口腔溃疡。

听了我的介绍，张大夫若有所思，他试图把我给他讲的概念纳入他的知识体系中，于是，对于“上火”，有了西医的理解。

西医认为，口腔溃疡与感染、人体免疫功能相关。人体受到病原体的侵袭不一定会感染，要看身体能不能清除病原体，而上火就相当于身体免疫系统与病原体对抗的过程。

受到感染后身体免疫系统与病原体激烈交锋，就是上火了，如果病原体被清除了，不会发病，上火也随之消失，如果病原体没有被清除，不仅会发病，上火也愈演愈烈。

免疫系统与病原体的交锋可以发生在身体任何地方，如果战场在嘴里，那免疫系统战败的后果就是口腔溃疡。

逼退急性口腔溃疡只需1周

✲ 半流食＋外敷，聪明应对口腔溃疡急性发作

患上急性口腔溃疡，饮食上肯定要多加注意。首先，病情严重时饮食先以流食或半流食为主，比如牛奶、粥之类的。但要注意，粥一定要放温以后再喝，免得太烫了刺激到嘴里的溃疡面。还可以在米里加一些清火的食材一同煮粥，比如薏米、绿豆等。

此外，还有一些小方法可以消炎止痛，促进愈合。

①维生素C研为细粉状，涂于溃疡面。

②把维生素B_2研为细粉状，用适量香油调匀，做成稀糊状，涂于溃疡面，每日4～6次。

③针刺破维生素E胶丸，将药液挤出涂于溃疡面，保留1分钟，每日4次。

④用三七粉外敷溃疡面。

✲ 灭实火两大招：少辛辣刺激、多喝水

患了口腔溃疡，10个患者中起码有8个会问我有什么要忌口的。的确，病从口入，要是能在源头上控制，就能减少口腔溃疡的发生，或者减轻口腔溃疡的症状。

最主要的就是避免辛辣刺激性的食物，这是对所有人都适用的忌口

原则。所谓辛辣刺激性食物主要是咱们爱吃的川菜，水煮鱼、麻辣烫、辣子鸡等通通都在黑名单上。我们还是要尽量避免“重口味”，多吃“小清新”，比如莴笋、生菜、黄瓜及杨桃、猕猴桃等新鲜蔬菜瓜果。

然后就是多喝水，多排尿，这是中西医共同的智慧，水能灭火，身体里的水多了，火就下来了。另外，多喝水能加强代谢，尽快带走病理产物，炎症就消了。

但要特别注意，一定要饮用白开水，而不是各种饮料，果汁也不例外。即使是新鲜果汁，也很有可能由于糖分太高而引起身体内细胞的高渗状态反而导致机体缺水。

✽ 灭实火的金银花茶

“有道理，”张大夫听我分析了这么多，信任地看着我，“但我不爱喝白水，能不能给我开个中药方子，我少抓点泡水当茶喝。”

看他认真的样子，我也坐下来仔细看了看他的舌头，果然舌头红红的，舌尖还有很多小红点，这些都提示身体里面有内热，尤其是舌尖的小红点，我们称之为“芒刺”，是有心火的表现，符合他“压力山大”的形象；我摸了摸他的脉，脉象非常弦，提示肝经有火，解释了他的脾气急躁。

治疗“实火”引起的急性口腔溃疡，要点是清热、解毒、泻火。我拿出纸和笔，给张大夫开了个方子：金银花 20 克，菊花、麦冬各 15 克，莲子心、淡竹叶、陈皮各 10 克，为 1 剂，每次取少许（每种药 3 ～ 5 克），加冰糖适量，以水冲泡，频频代茶饮。

这个小方子中金银花是君药，是药中的皇帝，也就是最重要的部分，起主要的清热、解毒、灭火作用。菊花是臣药，是药中的丞相，辅助金银花清热解毒，还可以清肝经热，疏肝解郁。麦冬、莲子心和淡竹叶是佐药，作用相当于大臣的门客，麦冬用来滋阴，补充身体的水分，从根源上加强身体水的力量，莲子心可以清心火，淡竹叶利尿，三药共同用自己的特长来帮助臣药完成辅佐大业。陈皮和冰糖是使药，可以调和诸药，不但口感好，还可以健脾理气，使这个药方在清热解毒的同时不伤害胃气。通过君臣佐使的配合，共同完成清热解毒泻火的重要任务。

来医院找我的都是复发性口腔溃疡患者

✲ 虚火上炎，让口腔溃疡反复猖狂来袭

张大夫患的是典型的急性口腔溃疡，但实际上，我在临床上碰到这样的患者并不多。为什么？前面说了，尽管来势汹汹，但急性口腔溃疡一般 1 周左右自己就好了，所以大部分人都觉得为几个“口疮”去趟医院不值当的。

那我在门诊是不是就很少遇到口腔溃疡患者了？当然不是。我的患者有很多得的是复发性口腔溃疡，往往是受尽折磨，痛苦不堪。

我的邻居老杨就是个复发性口腔溃疡患者，他来找我看病时说话都困难了，大部分病情是他的老伴代述的。

“李大夫，您看看，他嘴里的口疮就跟庄稼似的，一茬接一茬，一波还没好呢，下一波又接上了。”

我看了看老杨的口腔，果然布满了新旧不一的溃疡病灶。

还没等我问话，老杨艰难地开口了："大夫你说我可怎么办？这病都折磨我 5 年了，就没消停过。别人倒霉的时候是喝凉水都塞牙，我是喝凉水都长口疮。"

仔细询问得知，老杨的口腔溃疡反复发作，基本上是 1 个月 3 次，每次持续 5 天到 1 周。

因为是反复发作的口腔溃疡，我除了询问是否吃饭快、口味重、压力大这些常规问题，判断是否有"实火"外，还问了其他一些问题。

"大便怎么样？"我习惯从大便开始问诊。大便很能反映一些问题，尤其对于消化科来说，从大便的频率、性质以及伴随物可以判断身体的状态，诊断或者辅助诊断疾病。

"偏稀，有时候一天好几次，还总觉得排不干净。"

"气味重不重，就是臭不臭？"

"有时候有味儿，有时候没有啥味儿。"

"有没有抽烟、喝酒的习惯？"

"都没有。"

大便稀一般不是实火，而且不臭，更可以说明这一点；不抽烟、不喝酒更是降低了体内有实火的可能性。老杨很可能有消化不良导致的虚火上升，而排不尽感说明有气滞。

我让老杨伸出舌头看看舌苔，舌淡红苔薄白，说明身体热象不明显，苔不黄不厚，也说明不是实火。

我给他把了把脉，从脉象上看，右寸脉沉，右关脉濡，其余皆滑。

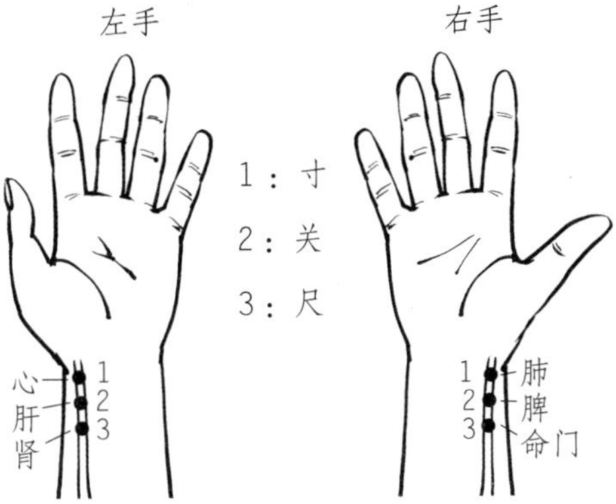

左右两手的寸、关、尺分别对应心、肝、肾，肺、脾、命门。

脉沉说明疾病在里，气不足；脉濡说明气虚湿困；脉滑则是热象。老杨的脉象显示出身体里寒热错杂，肺气虚，脾被湿困，脾阳虚，运化不足，脾胃吸收不好，导致虚火上炎，大便稀。

我说老杨有虚火，又说他身体里还有寒，看起来非常矛盾，实际上，老杨身体里有致病的“病理之火”，所以我说他有“火”，而用于运化的“生理之火”又不足，所以我又说他有“寒”，这一点都不矛盾。

✽ 全身疾病、遗传、过敏可能是幕后真凶

了解了老杨的基本情况后，我又继续问了其他一些特别需要关注的问题。

“除了口腔溃疡，您还有哪里不舒服吗？”因为口腔溃疡有时候是全身疾病的一个症状，我问这句话是想知道有没有其他疾病的表现。

“他除了老喊累，也没什么特别的。”老杨的老伴回答，老杨也点点头。

“那您有做过定期体检吗？身体有啥毛病没？糖尿病、高血压，这些有吗？”我还是不放心，追问了一句。

“这些都没有，儿子孝顺，每年都带我们去体检，抽血，照B超、心电图，没毛病。”老杨的老伴回答得很肯定。

看到老杨一家有健康体检的意识和行动，我感到非常欣慰，也基本排除了老年常见病导致口腔溃疡的可能性。除此之外，胃溃疡、十二指肠溃疡、慢性肝炎、结肠炎等，以及偏食、消化不良、发热、睡眠不足、过度疲劳及月经周期改变等因素也会导致复发性口腔溃疡。

“那您的父母有复发性口腔溃疡吗？”我接着询问。

没等老伴答话，老杨就惊奇地问：“口腔溃疡还会遗传吗？”

我笑笑说：“确实有这个可能，父母一方或双方如果有复发性口腔溃疡，他们的子女就比别人更容易患这种病。您父母有这个情况吗？”

老杨想了想，摇了摇头。

“有对什么食物过敏吗，比如每次都是吃完某种东西后口腔溃疡就犯了？”

“也没有。”

“做过过敏原检测吗？”

除了感染等因素，医学发现，有的复发性口腔溃疡是免疫力不足引起的，而有一些疾病又可以导致免疫力不足，进而引起口腔溃疡的发生。也有的复发性口腔溃疡是免疫反应过强所致，类似于过敏。如果对某些食物过敏，引起口腔溃疡反复发作，应该抽血做一个“食物不耐受”检测，根据检测结果，对什么食物过敏，就暂时别吃。有患者会问我，是一辈子不能吃吗？那也不见得。如果过敏检测结果显示对这种食物的过敏程度是强阳性（+++），可能还真是一辈子不能吃了；但如果是阳性或弱阳性（++ 或 +），还是可以考虑在医生指导下，先回避一段时间，然后再逐渐适应的。引起过敏的物质五花八门，我曾经接诊过一位老奶奶，经过检测，显示是鸡蛋、豆腐过敏，老奶奶忍痛戒掉了最爱吃的美食，口腔溃疡的发作就明显减少了。

“之前在别的医院就诊时，医生开了一个食物不耐受的检测，抽了血，检测结果是没有过敏的食物。”

虽然我一连串的问题都在老杨那里得到了否定的答复，但我却放心了不少，因为排除了其他干扰因素，我只要专心调理好老杨上热下寒的状况就可以了。

为何老李的“祖传秘方”对老杨压根儿不管用？

✽ 没有百试百灵的“祖传秘方”

我前面介绍的那些小方法针对的都是相对简单的“实火”引起的急性口腔溃疡，如果口腔溃疡反复发作，往往是虚火上炎或其他一些疾病引起的，病因比较复杂多样，老百姓自己一般难以准确判断与治疗。所以，遇到复发性口腔溃疡一定要去正规医院进行诊疗，请医生找准原因，对症下药，切不可听信偏方，胡乱医治，耽误了病情。

老杨看病时就对我说：“李大夫，我吃了你治口腔溃疡的‘祖传秘方’，可病还是没见好。”

听他这么一说，我倒是来了兴趣，连我自己都不知道我还有这“祖传秘方”。我赶忙问他：“谁告诉您我有祖传秘方啊？”

“老李啊，他也老犯口腔溃疡，3 年了，看了好多专家，中药吃了几麻袋，但一直反反复复，吃了你的药，没多久就断根了。你的药真是神了，我跟老李要他还不乐意给，说是你的祖传秘方，不能轻易告诉别人。”老杨的老伴讲得有板有眼，煞有介事。

我听了真是哭笑不得，“祖传秘方”这 4 个字，成了多少人跟风吃药的理论依据，又害了多少不明就里的老百姓。我接着问：“那您最后吃上这方子了吗？”

“吃上了，”老杨老伴脸上兴奋的表情渐渐消失，“我按照他的方子给老杨抓了两周药吃，第 1 周还行，第 2 周就差了，后来就不管用了，还是老犯。”

“大妈呀，我根本就没什么祖传秘方啊，我每个方子都是开给特定时候的那一个病人的。不仅每个人的方子不一样，就是同一个病人，每次来找我看病，开的方子也可能不一样啊！”我语重心长地说，“下次，可再别相信什么祖传秘方了。”

✼撤虚火，需要补脾

我看了老杨服用的“祖传秘方”，里面大部分是清热泻火的中药，并不适合老杨这种寒热错杂、虚火上炎的情况。

虚火引起的复发性口腔溃疡，根子多在脾上，一般是脾阳虚所致。脾阳虚，也就是身体内的生理之火不足，这时，不能“灭火”，而是要“敛火”。

脾阳虚，则水谷精微运化不利。食物中的精华不能被吸收，就会在身体内变成代谢产物，如果不能及时排出，就会产生病理的火。由于脾阳虚，身体正气不足，免疫力低下，身体对病原体的反应不足，不会出现轰轰烈烈的“实火”表现，没有典型的感染状态。但身体内的病理产物总会找一个薄弱的地方（这个薄弱的地方是基因控制的，很难改变）形成病灶，如果出现在口腔，就形成了口腔溃疡。

明白了这一层，就能理解，治疗复发性口腔溃疡，单纯灭火就像扬汤止沸，不但不能治病，反而有可能加重病情。对于老杨来说，吃那些清热泻火的中药就是扬汤止沸，表面上是在灭火，但实际上会进一步伤害脾阳。脾阳的状态不改变，身体推动的力量不足，病理产物就会继续堆积，病理的火就不会消失，会不断寻找薄弱环节，形成口腔溃疡。

针对这种“脾虚不能敛火”的状态，中医的治疗原则就是“厚土敛火”。五行中脾与土相对应，就好比土地供养着庄稼，脾也供养着身体，土地肥沃了,庄稼就会长势良好,把脾的力量加强了,身体也会越来越好。

根据这个思路，我为老杨选用了经典中医方剂半夏泻心汤加参苓白术散，在辛开苦降、寒热平调的同时健脾益气，促进消化吸收，调节脏腑功能，增强免疫力。可以说，这服针对老杨的汤药，是为他“量身定做”的“秘方”。

其实，客观地讲，中医没有秘方，甚至可以说，医学就没有百分之百有效的药物。疾病在每个人身上都不一样，这一点，大家都比较认可。但同一种疾病用相同的药物，似乎是每个人心中根深蒂固的观念，在治疗的时候，大家往往就忽略了个体差异。

很多人坚定地认为，一种疾病一个坑，同一种药就能应付同一种疾病，所以懒得去医院。这非常让医生头疼。很多在临床上有效的干预措施，比如西药及中医方剂，都是公开出现在教材和大众图书上的，但如何使用这些药方，才是最重要的，也是最能体现医生的核心价值的。根据患者的主诉、病史、临床表现，进行综合分析，准确把握患者的状态，正确遣方用药，并且和患者良好沟通，为患者确立的最适合的诊疗方案，才是真正的秘方。

经过 1 周的治疗，老杨的病情明显好转。并在我的解释和劝告下，老杨也终于开始喝热水了。

口腔溃疡不值得用抗生素

门诊中时常有复发性口腔溃疡患者主动要求我给开一些抗生素的药，我在这里希望读者能够明白，免疫系统与病原体的抗衡，即我们中医认为的上火，这是咱们机体在进行自我调节，应该给它时间，尽量自然让它恢复，除非引发了严重的细菌感染（这种情况少之又少），否则，都不值当使用抗生素。

最后再啰唆几句，复发性口腔溃疡患者，体质等各方面的情况各不相同，需要请医生全方位分析后再确定最合适的治疗方案。即使经过正确的治疗，口腔溃疡还是有可能复发，所以平时生活要多加注意，尽量降低发作的频率。

如果不社交，口臭就口臭吧！？

和口腔溃疡一样，口臭也是一种说大不大、说小不小的疾病。或者严格地说，口臭不是一种疾病，而是一个症状。有趣的是，很多症状都会“损己”，即令患者自己感到不舒服，比如发热、咳嗽、胃痛，但口臭，更多的却是“祸及旁人”，口臭患者往往闻不到自己口中散发的异味，甚至很多患者都不知道自己有口臭的问题，但却会令身边的人感觉不适。当然，口臭虽然一般没有主观不适，但并不是对患者本身没有损害，影响社交不说，口臭也折射出身体患有某些疾病。可以说，口臭真的是一个“损人不利己”的尴尬小症状。

也许正是因为口臭会对人际交往产生不良影响，这个并不会给患者身体带来多少不适的小症状，受到了人们相当的重视。仅2000年一年，美国人便将十几亿美元用在了购买口香糖、漱口水和口气清新剂上。不仅普通民众关心，口臭还引起了国际专业人士的关注。2001年7月在东京召开的国际口气研究学会（ISBOR）便吸引了350名专家参加。

我有口臭吗？这可能是大家最关心又最难以启齿的问题。如果双方不是很熟，“你觉得我口臭吗”这种问题恐怕问不出来，而且即使你勇敢地问出口了，对方也往往会因为怕打击你的自尊心，或怕交谈气氛过于尴尬而不以实情相告。

这时候，我们该怎么办？如何才能知道自己到底有没有口臭呢？首先，我建议问问身边非常熟悉的人，比如平时和你接触最多的父母和伴侣，他们不仅会最先知道你的口气问题，而且也不会因为顾及你的面子而撒谎。

如果自己一个人住，该怎么办呢？这里我给大家介绍一个判断自己是否有口臭的方法，随时随地都可以进行自测。具体做法是：用一只手同时捂住自己的口鼻，用嘴巴呼气，然后闻这只手上的气味；如果手边有口罩的话，那就更简单了，直接戴上口罩，张嘴正常呼吸，如果感觉口罩内的气味异常，即说明有口臭。

嘴里的异味从哪来？

✿ 牙菌斑是引起口臭的元凶

80% 以上的口臭都是由口腔疾病引起的，如最常见的牙周病、龋齿都可能引起口臭，而牙周病、龋齿又都是由牙菌斑引起的。

牙菌斑，说通俗一点，就是牙垢，也就是覆盖在我们牙齿上那层白白、黏黏、滑滑的东西。有研究发现，1 毫克的牙菌斑内，有将近 1 亿个细菌。如果牙齿清洁工作不到位，我们的口腔内可能会有多达数十亿个细菌在活动。细菌如此之多，口腔的整体环境自然很差，容易产生挥发性硫化物，从而引发口臭。

我曾经遇到过一位挂错号的患者小李，就是典型的牙周病引起的口臭患者。小李觉得跟吃有关系的问题都该看消化科，嘴巴就是用来吃的，口臭当然也要看消化科。

小李一张嘴，我就闻到了浓重的异味，并且发现他下排牙正中 3 颗的牙齿和牙龈交接处有黑色物质，是牙石。我让小李龇牙，露出牙龈。果然，小李的牙龈处有一圈肿胀的牙周袋。牙石和牙周袋都是牙周炎的表现，综合以上的情况，可以判断出小李的口臭和牙周炎有一定的关系。

我又给小李把了把脉，问了一下他平日的大便情况，都还不错，身体机能大致正常，没有什么明显的问题。

我把病历本还给小李，说："我看，你这口臭问题不是我能治的病，你还是赶紧去挂个口腔科的号，让专业的牙医看看吧。"

小李满面疑虑地望着我："看牙？我牙不疼啊！"

"那我问你，你每天刷牙几次？用牙线吗？"

"我每天早上刷一次牙，没用过牙线。"

"这就对了，你的口腔卫生习惯不是很好，很可能有口腔方面的问题。口臭也多半是口腔问题引起的，赶紧让口腔科的大夫帮你全面检查检查吧。"

虽然小李走出诊室时有些将信将疑，但我相信，经过口腔科大夫的专业治疗，他的口腔卫生状况会大为改善，口臭也会治好的。

✲ 幽门螺旋杆菌是引起口臭的"幕后黑手"

随着健康知识的普及，很多人都知道幽门螺旋杆菌是一种寄生在胃黏膜上的致病菌，能引起多种胃部疾病，如胃溃疡、慢性胃炎，甚至胃癌等。但估计很少有人知道，幽门螺旋杆菌还会造成口臭。

有专家发现，有的患者食管下段压力偏低，胃内幽门螺旋杆菌产生的氨及挥发性硫化物可能通过反流进入口腔，从而产生口臭。同时，由于幽门螺旋杆菌会对胃肠功能造成不同程度的损害，可能导致食物在胃肠中潴留时间过长，经胃肠道内其他细菌腐败分解产生各种有臭味的气体，经食管向上蒸腾反至口腔，引起口臭。可以形象地说，幽门螺旋杆菌是隐藏在消化道深处的、引起口臭的“幕后黑手”。

我记得去年 7 月曾经看过一位患者。那天天气酷热，小陈来门诊就诊时却戴着个大口罩，显得很扎眼。

我问她：“哪儿不舒服？”

“这几个月都一直不想吃东西，肚子总是很胀，有时候会觉得恶心、想吐。而且，”小陈顿了一下，不好意思地说，“而且还有口气，是不是消化不良啊？”

说这些话的时候，小陈一直都不敢正视我。我能理解，她才二十多岁，正是特别在意自己的外在形象的年龄，而口臭确实是一个比较尴尬的症状，她一定为此苦恼不已，我猜想她大热天戴口罩也是因为这个原因吧。

“去口腔科看过吗？洗过牙吗？”

“去过了，牙科大夫说我的牙齿没有问题，让我来找您。”

医生之间默契的相互转诊，对患者非常有利，口腔科大夫已经为我把过关了，我的诊疗方向就更明确了。

“根据你说的症状，肯定是有肠胃的问题，但很可能不是单纯的肠胃问题，有可能有幽门螺旋杆菌感染。首先，需要你做一个幽门螺旋杆菌的检查。”说着，我给她开了一张专门检测幽门螺旋杆菌感染的碳 13 呼气试验的检查单，叮嘱她说，“明早空腹，就是不吃饭，别喝水，到胃镜室来查，很简单，就是吹几口气。我们要先确定是否有幽门螺旋杆菌感染，才好确定下一步的诊疗思路和方案。”

“有没有什么幽门螺旋杆菌，对治我这病有什么不一样吗？”小陈有点疑问。

“当然不一样了，如果没有感染，我们要考虑别的因素，而如果确实感染了幽门螺旋杆菌，那就需要综合考虑，并进行幽门螺旋杆菌的根除。”

第 2 天上午，小陈戴着口罩又来到我的诊室。她把检查结果递给我，我快速瞟了一眼，阳性，说明确实有幽门螺旋杆菌的感染。于是，我给她开了药，用序贯疗法进行幽门螺旋杆菌的根除，并嘱咐她停药 1 个月后再来复查。

一个半月后，小陈又来到了我的诊室，这次她没有戴那个大口罩，人也显得精神、自信了许多。

“现在感觉舒服多了，嘴巴里清爽了很多，早晨起来也没有口干、口苦的感觉了。”小陈看上去非常高兴，这也难怪，心头大患终于解除了。

我重新开了一张碳 13 呼气试验的检查单，这次的检查结果是阴性，我也松了口气。

幽门螺旋杆菌的根除，不仅治好了小陈消化不良的症状，连她的口臭问题也一并解决了。所以，如果您也有口臭的烦恼，而通过口腔科治疗没有解决，一定要去消化科就诊，看看是不是有幽门螺旋杆菌感染的问题。

口臭与大便冲不干净的神秘联系

在我们医院，消化科和口腔科互相转诊已经成为制度，常有口臭患者是口腔科的大夫领到我这儿来的。

那天又给我转过来一位患者，口腔科的大夫跟我说："我们口腔科的十八般武艺可都用上了，口臭还是不好，肯定是你的活儿了啊。"

说完，口腔科大夫一阵风似的走了，留下一个神情尴尬的小伙子小王。

小王见到我，勉强笑笑，小声地说："我的口臭有三四年了，这几年来我都不敢开口跟同学说话。我的上一个女朋友也是因为这个和我分手的。眼看着马上就要毕业了，出了校园要和更多的人接触，所以我今年休学了，不管怎么样都要治好它……这段时间我也去了好几家医院，但治疗情况时好时坏，所以今天找到您这儿来了。"

说着，他递给我一张纸，这张纸上密密麻麻写满了字。我注意到一段话：额头、鼻部出油，头发 2 天不洗就特别油腻，稍微一着急脸部就燥热发红，全身出汗，长期痰多，总是咳不出来，吃一点辣的就上火，不喜欢吃凉的，大便偏软，有时不成形……

我看了小王平时的这些症状后，心里已经有个八分谱，但还是追问了一句："你拉完大便冲得干净吗？"我还是那个习惯，问诊喜欢先问大便。

小王想了想，小声回答我："冲不干净，老挂在马桶上。"然后疑惑地看着我，似乎是在询问这和他的口臭有什么关系。

"从你平时这些症状来看，你应该是痰湿夹杂湿热体质。你这种体质的人呢，一般大便比较黏腻，容易挂马桶。"

"那我的口臭也和我这体质有关系吗？"小王非常好奇。

"有关系。来，伸手我摸摸脉。"当我伸手抓住小王的手时，发现他的手非常冰凉，就问他，“你的脚凉吗？”

小王点点头，说：“一年四季手脚都比较凉，除了刚泡脚之后暖一会儿。”

小王找我看病的时候已经快夏天了，所以不是气温的问题，而是中医所说的“四肢逆冷”。这种逆冷的原因不是身体缺少热量，而是气机不够通畅，血液运行不畅，类似于西医讲的“雷诺现象”。身体的细节往往可以展现生活的状态，从这一点可以判断，小王运动少，心情不开阔，气机不通畅，导致出现了各种症状。

小王双手的脉都弦滑，并且舌红苔黄厚，这些都是体内有湿热的表现。

“你这是典型的肝胃郁火。”我对小王说。

“我之前也看过好几家医院，中医说是胃热，西医说是消化不良。吃了很多药，也没有效果，就没有吃下去。”

我拿起小王厚厚的病历本，发现除了西药，他之前服用的大部分都是清胃热的中药，就对他说：“你最主要的问题是胃热，但因为你是痰湿夹杂湿热体质，还有湿气困在中焦，并且夹杂了肝郁和湿困的因素，所以单纯地清胃热不能解决问题。”

“那我该怎么办呢？”

“我给你开个方子，不光解决你的胃热问题，还要把你的痰湿和湿热体质调理好。另外你自己也要注意，别吃辛辣的食物，多运动。等你体质平和了，你的口臭自然就消失了。”

“什么时候我的体质才算调理好了呢？”

“等你大便不挂马桶的时候。”我说得很轻松，小王也笑了。

之后，小王并没有向我汇报自己的大便状况，但我从他的朋友圈动态中看到他已经有了新的女朋友，还时不时在朋友圈晒晒健康食谱和运动的照片。应该是改善了不少，我也非常为他感到欣慰。

有人说自己口臭，为何医生什么也闻不到？

虽说口臭一般反映了我们身体内的疾病状态，但有时，口臭却是心理因素引起的。

我曾经接诊过一位叫小丽的患者，她总觉得胃不舒服，有嗳气的症状,还有口臭。她曾经做过胃镜检查,检查结果显示没有溃疡、没有糜烂,充其量是个慢性浅表性胃炎。并且，幽门螺旋杆菌检测也是阴性，说明没有感染。

小丽很年轻,亭亭玉立的小姑娘,走进我诊室的时候,却是愁眉不展。

“请坐。”我指了指我办公桌旁边的凳子对她说。

小丽摇摇头，反而离我远了一些，半张着嘴，小声说:“对不起，我的口气很严重，还是离您远点吧。”

“没关系，诊断也需要来闻闻这种气味，这是医生应该做的，你坐下来吧。”

我这么说并不全是为了消除小丽的顾虑，因为在诊断过程中，“闻气味”也确实是不可缺少的一环。口臭的气味不一样，预示的疾病也不一样。例如，口腔邻近组织疾病如化脓性扁桃体炎、慢性上颌窦炎、萎缩性鼻炎等，可产生脓性分泌物而发出腥臭味；急慢性胃炎、消化性溃疡会出现酸臭味；幽门梗阻、晚期胃癌常出现臭鸭蛋味；糖尿病酮症酸中毒患者可呼出丙酮味；尿毒症患者可呼出烂苹果味。这些虽然不是绝对的，但可以给临床思路带来不少启示。

小丽很迟疑，似乎一万个不情愿，侧着身子坐在了凳子边上。

我摘下口罩，示意她朝我哈一口气，她一下子站起来，连连摆手，说："不行不行，我自己都感觉得到，太难闻了。"

"那好吧，你先坐下，我给你摸摸脉，从中医角度看看。"她顺从地坐了下来，而我自然而然地把凳子向她靠近了些，并且和她聊起了家常。

因为注意力被分散了，小丽完全没有注意到，我的鼻子就凑在她的嘴巴前面。

通过交流，我看出她对于自己的形象是非常在意的，而且性格敏感，有一定的强迫症倾向。之后，我又询问了大便、月经以及其他病史。自始至终，我都没有闻到一点口腔异味。为了确认，我再次询问："之前你有专门看过口臭吗？"

"之前看过，口腔科的医生说是牙齿的问题，治了几次，说已经好了。可是我觉得还是有，于是换了几个医生，他们都认为我已经好了。但我觉得我没好，听说您治好了不少口臭患者，我就来求您帮忙了。"

我非常感谢她的信任，但不得不说："实际上在刚刚和你对话时，我注意了一下，你口气清新，并没有口臭。"

小丽不死心，坚持说："可我感觉确实有啊……"

"那你今天嚼口香糖了吗？"

小丽摇摇头："没有。"

"我猜你可能有一些强迫症，比如明明已经锁了门、关了灯，却总是觉得没有关好，直到再跑回去看一下，甚至是看两次才放心。"

"嗯嗯，对对，"小丽笑了起来，"那我该怎么办？"

"因为我是消化科医生，所以给不了你更专业的意见了。我想，你应该去心理医生那里寻求帮助。"

小丽听了我的话，若有所思地离开了诊室，至于她有没有求助心理医生，就不得而知了。

像小丽这种情况，在医学上叫作"口臭恐惧症"。口臭恐惧症患者一般曾患过口臭，治愈后却不相信，过于敏感的人容易产生这种幻觉。

吹气如兰、口齿生香有妙方

✽ 学会刷牙，定期和牙医见个面

无论是什么原因引起的口臭，最基础的治疗都是一样的，那就是正确刷牙，鼓励使用牙线。在此基础上，应该定期进行专业口腔检查，定期洗牙。

《中国居民口腔健康指南》里面提到的"早晚刷牙""饭后使用牙线""每半年洗牙 1 次""每年至少进行 1 次口腔健康检查"都是最基本的口腔保健常识。要做到这些其实并不难，而且一旦做到了，将来不仅少受牙痛之苦，还去除了大半口臭的烦恼。

✻ 随身携带口香糖、漱口水

市面上有一些清新口气的产品，如口香糖、漱口水，可以暂时掩盖口臭，但并没有治疗作用。值得注意的是，漱口水有2种，一种是非药物性的，主要作用是清新口气，对使用人群没有限制；还有一种是药物性的，用于治疗牙龈炎、牙周炎、口腔溃疡等口腔炎症，主要在药店出售。这种药物性的漱口水一定要在医生指导下使用，并且不能长期使用，否则会导致口腔内正常菌群被过度抑制，引起菌群失调，同时还会使牙齿及口腔黏膜表面着色，使味蕾的敏感性降低，并抑制唾液的分泌，造成口干、灼痛等不适症状。

✻ 吃得对“胃”，嘴巴不臭

口臭可以说是来源于胃的消化功能对食物的反馈。有点像食物和胃相亲，喜欢就在一起，没啥不良事件，不喜欢就“发牢骚”，胃的“吐槽”方式，就是引起口臭。

所以说，要想不口臭，平时要尽量吃对胃口的东西，避免那些让胃反感的食物。胃不喜欢什么，每个人都不尽相同。一般来说，普遍会引起口臭的食物有大蒜、葱、韭菜等气味浓烈的食物。另外，相当一部分人，在吃了甜腻的东西后口气会变得不清新，例如巧克力，特别是可可含量低的巧克力，以及饼干、蛋糕等。

还有，对于经常口臭的人，要避免吃瓜子、花生，尤其是五香瓜子和各种调味后的花生。这些食物本身就是油腻腻的，中医认为可以生湿，而且食物的消化过程中，还会产生不良的气味。还有些烹饪的调料，一般是肉桂和茴香，都是温阳的，也容易产生湿热，引起口臭。

✽能把口臭压下去的食物

因为引起口臭的食物很多，不能完全避免，而且大蒜、韭菜这些食物对身体有益，也不能不吃。所以，难免有产生口臭的时候，那该怎么办呢？其实，我们吃的食物引起的口臭，可以吃另外的食物压下去。

此话怎讲？当胃肠运动减弱的时候，我们空腹就会引起口臭，就像下水道反味儿，如果这时候开始下水，就会好很多，或者能水封一下也就不臭了。所以，当空腹口臭的时候，首先可以喝一杯白开水，起到水封的作用，来缓解口臭。当然啦，水很快就代谢掉了，让口气清新的更好的办法，是吃“小清新”的食物。

一般说来，吃一个苹果比吃一块巧克力口气绝对好很多，多吃蔬菜的人比多吃肉类的人口气清新。口臭时，推荐食用一些糖分不太高的蔬菜、水果，如火龙果、苹果、荸荠、菠萝、马齿苋等。

✽“重口味”的补救药方

如果你说，我就是离不开“重口味”，但不要口气，那我只能推荐你在吃饭后，或者口气重的阶段，喝一些中药茶了。可以取麦冬 15 克，藿香、佩兰、桔梗、薄荷、陈皮、菊花各 10 克，冲泡代茶饮。

这个方子中的药材都具有芳香的气味，并且可以清热、除湿、理气，对于口臭，可以说是标本兼顾。

想要吹气如兰吗？饭后来一杯吧。

口臭治疗建议一览表

<table>
<tr><th colspan="3">分类</th><th>原因</th><th>建议</th></tr>
<tr><td rowspan="3">真性口臭</td><td colspan="2">生理性口臭</td><td>吃了气味浓重的食物，如大蒜</td><td>学会正确刷牙及使用牙线，定期进行牙周检查及洗牙</td></tr>
<tr><td rowspan="2">病理性口臭</td><td>口源性口臭</td><td>牙周疾病</td><td>①学会正确刷牙及使用牙线，定期进行牙周检查及洗牙
②彻底治疗口腔疾病，并进行口腔疾病的预防</td></tr>
<tr><td>非口源性口臭</td><td>胃病、鼻炎等</td><td>①学会正确刷牙及使用牙线，定期进行牙周检查及洗牙
②请专科医生找到并治疗原发病</td></tr>
<tr><td colspan="3">假性口臭
（没有口臭的客观证据）</td><td>精神因素
（妄想）</td><td>①学会正确刷牙及使用牙线，定期进行牙周检查及洗牙
②求助精神科医生</td></tr>
<tr><td colspan="3">口臭恐惧症
（曾患口臭，治愈却不相信）</td><td>心理因素
（过于敏感）</td><td>①学会正确刷牙及使用牙线，定期进行牙周检查及洗牙
②求助临床心理医生、心理咨询师</td></tr>
</table>

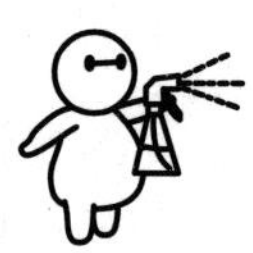

第三章

CHAPTER 03

胃食管反流病：别让胃酸随便“串门”

如果胃酸不好好待在胃里，逆流而上跑到食管中，人就会有如同一团火在胸中，或喝了一勺醋留在食管里的感觉。这种感觉如果经常出现，可能是胃食管反流病。

胃食管反流病不及时诊治，可能恶化成食管癌。所以，千万别把身体的不舒服当作一种常态，将其当作一种身体报警信号，有助于我们早诊断、早治疗、早获益。

“谁还不反个酸呢？”

✻ 反酸——被习惯性忽略的消化道“首席”症状

说起胃酸，相信大家都会有一些直观的印象，酸，烧灼感，甚至都会不自觉地咽了口水。为什么对一种停留在消化道深处的消化液，我们会有如此感性的认识呢？是因为人这一辈子,或多或少都有反酸的现象。在消化内科就诊的患者中，大约一半会倾诉有反酸的感觉。但大多数情况下，这种“倾诉”并不是主动的，也很少有患者仅仅因为反酸来看病，更多时候是因为其他症状就诊而被医生问出来还有反酸的问题。

我的患者贾婶就是这样，她找我来看病，反复强调自己打嗝、胃口不好，绝口不提反酸的事。直到我询问，贾婶才说反酸已经好几年了，曾经还有过咽喉疼痛的感觉。我问她为什么不告诉我，她却反问我:“谁还不反个酸呢？”

“谁还不反个酸呢？”下班后我走在回家的路上,反复思量着这句话，突然觉得习惯真是一种可怕的力量，它能够让一个人习惯了病态、习惯了不健康。

我站在红绿灯下，看着行色匆匆的人群，明明是红灯，他们却左躲右闪地往前冲，这种“中国式过马路”的行为对于很多人来说已经成了习惯。我站在原地等待,反而时常有人用怪怪的眼神看我,好像在说“明明没车，你还在这里等啥？”习惯一旦养成，就超越了素质的定义，一旦强加上文化的烙印，便成为约定俗成的偏离。

中国人对于反酸的耐受，时常让我觉得有可能在某种程度上掩盖了胃食管反流病的真实患病情况。因为我的患者留给我的印象，常常让我想起一句流行语：天空飘来六个字儿，反酸不是事儿。

贾婶所患的疾病实际上是胃食管反流病。当胃酸不在胃里好好待着，跑到了食管，就会造成一些腐蚀性的伤害。因为在消化道里，胃的位置靠下,食管的位置靠上,所以胃酸流向食管,医学术语称为“反流”。胃酸本身是个“好人”，具有杀菌作用，能杀死食物里的细菌，确保胃和肠道的安全，还能增加胃蛋白酶的活性，帮助消化。但是，胃酸又是个特别“有个性”的人，非常不好相处，有强烈的刺激性，只有坚强的胃壁能与它和平共处。一旦胃酸到消化道的其他地方“串门”，邻居们可就遭殃了。尤其是娇嫩的食管，受到胃酸强烈酸性的刺激，食管壁会产生炎症，也就是胃食管反流病。

胃酸是一种无色透明的酸性液体，其 pH 值为 0.9 ~ 1.5。这是个什么概念呢？ pH 值是衡量酸碱度的国际标准，从 0 ~ 14 标志着最酸到最碱，咱们常吃的山西老陈醋，够酸了吧，pH 值是 2.5 ~ 3，完全不能和胃酸相提并论。胃酸为什么这么酸？因为它的主要成分是盐酸，学过中学化学的人都知道，盐酸是三大强酸之一，腐蚀性很强。

说到这里可能有读者会问，既然胃酸的酸性这么高、腐蚀性这么强，为什么包裹胃酸的胃却不会被腐蚀呢？

这是因为胃壁表面覆盖着一层保护膜——胃黏膜。胃黏膜从里到外分别为“黏液凝胶”和“黏膜上皮细胞”，这两层组织总厚度约 1 毫米，它们就像两道屏障，防止胃酸侵蚀到胃壁。

此外，正常条件下，胃黏膜的细胞经常更新，老细胞不断从表面脱落，由组织内的新生细胞取而代之，大约每 3 天就会全部更新一次。可见，即使胃壁受到一定程度的侵害，也可以在几小时或几天内完全修复。所以，人的胃也不是不会被胃酸消化，而是在被消化到某种程度后能立即自我更新修复。

前面说了，胃酸只能老实待在胃里，不能到处串门。一旦反流到食管，就会腐蚀食管黏膜，导致黏膜充血、肿胀，甚至产生溃疡。这时患者会有什么感觉呢？有的患者形容说如同一团火在胸中，也有人说好像是喝了一勺醋留在食管里，也就是平时说的反酸、烧心。除了反酸和烧心，嗳气、慢性咳嗽也是比较常见的症状。

✲ 打嗝还是嗳气？傻傻分不清楚

在门诊中，经常会有患者诉说自己经常打嗝。

贾婶就是这样，对我说：“大夫，我还经常打嗝，可难受了。”

“是吗？”听到患者说自己打嗝，我一般都不敢轻信，而是追问一句，“您平时打嗝是什么样的？能给我形容一下吗？”

“嗝……”贾婶对我说：“你听，正好打了一个。”

我听了之后笑了笑。果然不出所料，大部分患者分不清楚打嗝和嗳气。我对贾婶说：“您这个不是打嗝。”

“这不是打嗝是什么呀？”贾婶有些蒙。

“打嗝是膈肌痉挛，人无法控制，会突然发出很大的嗝嗝的声音。咱们平时对付打嗝主要就是喝水压一压，憋会儿气，或者突然吓一跳。”

“哦，知道了，那是打嗝没错。”贾婶恍然大悟，因为我描述的治疗打嗝的方法是大家都非常熟悉的，所以贾婶就马上反应过来了。同时疑问又出来了，“那我这个症状是什么呀？”

“您这个叫嗳气，声音小，甚至没有声音，自己也能控制。”

嗳气是胃食管反流病的一个症状。正常人也会有嗳气，比如给婴幼儿拍嗝，实际上就是帮他“嗳气”，这是促进消化的一个方法，但嗳气应该是有时有度的。

如果像贾婶一样，每天晚上固定时间嗳气、长时间持续嗳气，就超越了正常范围，是胃食管反流病的一个症状了。

✲ 慢性咳嗽也是胃食管反流病的症状之一

在医院里，医生经常会去别的科会诊。有一天我就遇到呼吸科请我去会诊一位咳嗽的患者。

我来到患者小宇的床前，她正在剧烈地咳嗽，满脸通红。咳嗽一阵好容易停了下来，小宇气息未匀，就问我：“大夫，我是咳嗽，这明明就是呼吸科的病啊，您不是消化科的吗？怎么会把您请来了呢？”

我早料到她会有这样的疑问，也没着急解释，而是问:“你咳嗽有痰吗？”

“啊？”小宇想了想，“少，痰很少。”

“你看咳嗽这么厉害，痰却很少，说明很可能不是肺部的感染，而有其他的原因。而且你在呼吸科治疗这么长时间了,咳嗽还是控制不住，就更需要往其他系统的病上想一想了。”

“哦，”小宇理解了不少，但还是问，“那怎么就知道是消化科的病引起的呢？”

“还记不记得你之前做了个胃镜！”我晃了晃手中的报告，“结果提示，你有胃食管反流病，而胃食管反流病能够引起咳嗽。所以，我想你得去我们消化科住几天了。”

实际上，大约 20% 的慢性咳嗽是胃食管反流病引起的。胃食管反流病造成的干咳是胃酸对咽部的刺激所引起的。随着反酸严重程度增加，反酸的高度越来越高，有时就会到达食管的上端，就是咽喉部，这时，就会发生咳嗽。

这是非常容易误诊的。原因是疾病的复杂性和我们从局部寻求本质的艰难性。所以，当患者咳嗽却没有肺部感染的时候，就应该考虑一下是不是有消化系统的问题。

中医认为，咳嗽主要是肺的病症，但不仅仅是因为肺病。人体的整体性，犹如一个社会复杂的关系网，互相影响的程度有时候是我们不了解的。土生金，脾胃也是肺的生化之源，脾胃不足，肺气不利，也是咳嗽产生的原因。

胃酸是如何逆流而上的？

现代人的生活节奏快，就像疾行的高铁。做事越来越快，让人有欢欣感，稍慢一点，就使人焦躁。逐渐丰富的生活，使人们变得贪心，却没有了耐心。

小时候总是回家吃饭，现在似乎“来不及”了，加快吃饭速度已经成了都市上班族的习惯。

多少人的生活是这样的：中午吃饭像打仗，一坐一天，盯着电脑，吃了饭立刻就回到电脑前坐下，时常有“最后期限”的压力……这样的生活就是引起胃食管反流病的根源，尤其是打仗般地吃饭，囫囵吞枣，吃得快，很可能吃得特别烫。而过热的食物会灼伤经过的地方，引起炎症反应。而长期坐着，消化道受到挤压，食物下行不畅，势必造成胃气上逆，就像下水道不通，向上反味一样。

生活的压力使人的自主神经时刻处于紧张的状态，容易造成胃肠道神经功能的紊乱。从中医的角度来看，就是肝气急，引起气机上逆。这都是引起胃食管反流病的原因。

具体来说，胃酸为什么会反流到食管呢，主要是因为贲门松弛、贲门发炎导致的贲门功能异常。

有人说，消化内科大夫就是人体的管道工，这个一点都没错。从口腔到肛门，消化道上有很多的“阀门”，这些阀门该开的时候要打开，该关的时候要关闭，以保证食物的正常流向，保证人体的新陈代谢。一旦阀门的螺丝松了，阀门关不严，消化道内的压力就会让部分内容物形成反流。

人体的消化道由食管、胃、十二指肠、小肠、大肠组成，食管与胃之间的阀门是贲门，胃与十二指肠之间是幽门，小肠与大肠之间是阑门。

整个消化道就像一列火车，食管、胃和十二指肠是其中的三节车厢。食管里一般没有乘客，都是过路的，食物经过贲门后通常会在胃里坐半小时，然后经过幽门进入下一节车厢，平时贲门和幽门这两个门是单向开启的，乘客（食物）不能走回头路，一旦通过，门就自动关闭。食物经过幽门到达十二指肠后，幽门关闭，有新的乘客在十二指肠上车，是来自肝脏、在胆囊候车的胆汁，它们将陪同食物中的一部分肥头大耳的领导（油脂）走完全程。

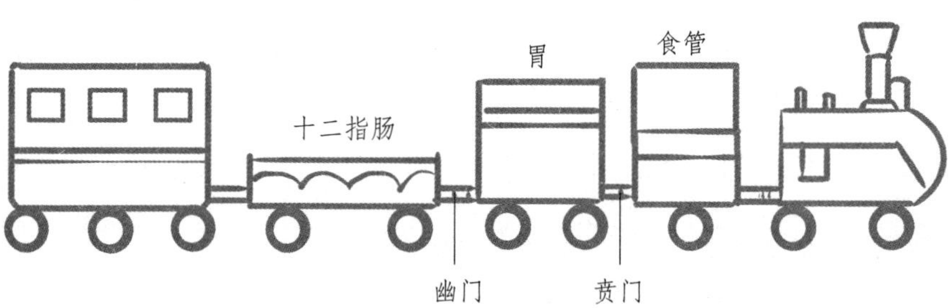

整个消化道火车的正常运行，不仅有赖于各个车厢的功能正常，各个门的开关也要在正确的时机。如果人的气儿不顺，气机上逆，或者在不稳定的状态下进食，比如一边走一边吃东西，就会影响消化道的功能，引起反流，导致疾病。

消化道是一列每天不断运行的火车，有的人开得快，有的人开得慢，但无论如何，火车都有刹车的时候。如果车厢间的“门”因为年久失修

（松弛），或者生锈了（感染了幽门螺旋杆菌）等原因，无法及时闭合，在急刹车的时候，后面一节车厢的乘客就被甩进了前一节车厢。如果贲门关不严，胃里的食物进入食管，就是胃食管反流病（症状以反酸、烧心为主）；如果幽门关不严，十二指肠里的食物伴随胆汁返回胃里，就是胆汁反流性胃炎（症状以口苦为主）；更严重的，如果是猛烈的急刹车，也有十二指肠内容物直接甩出口腔的情况，例如醉酒后口吐黄绿色胆汁的情景。

在此，为了让大家对消化道反流病的记忆更深刻，我赋诗一首：三节车厢两关口，食管贲胃幽十二，刹车贲幽关不及，后车容物进前厢。

胃食管反流病到食管癌，隔了多远？

小宇已经转到了我们消化科的病房，胃镜下活组织检查的病理报告也送到我手里，我看到小宇已经出现了“巴雷特食管”。

我来到小宇床前，给她进一步交代病情：“小宇，你之前听说过胃食管反流病吗？”

“没有，我一直当咳嗽看的，要不是呼吸科的大夫给我转过来，我怎么也不会想到我有消化的毛病。”

“这也不能怪你，我们医生诊断疾病都有一个过程，你怎么可能一下子就想到去消化科看病呢。今天你的病理报告出来了，从病理的结果来看，你得的是胃食管反流病中的反流性食管炎。”

“大夫我没听明白，反流性食管炎是啥意思？”

“你的疾病最笼统的诊断应该是胃食管反流病，这是通过症状的推断。进一步做胃镜检查，看到食管炎症，可以诊断反流性食管炎。我们通过胃镜取下来你食管中的一小部分组织，送到电子显微镜下放大 100 万倍观察，可以看到鳞状上皮被柱状上皮取代，进一步诊断为巴雷特食管。”

“大夫，我更听不懂了，鳞状上皮是啥？那个巴什么食管又是啥？”

“鳞状上皮是指正常食管最上层的细胞形状像鳞片一样，而现在，你的食管最上层的细胞的形状变成了像柱子一样。这是不正常的变化，出现这种变化，称为巴雷特食管。巴雷特食管是一种食管癌的癌前病变。”

“什么！”小宇一下子紧张起来，“那就是说，我将来会得食管癌！”

“你别担心，只是有可能。癌前病变就是食管炎向食管癌转化的中间过程。不过，这个过程很漫长，很可能这一辈子都走不完。”我朝她笑笑，继续说，“从胃食管反流病到食管癌就像一个爬楼的过程，一共经历了 3 个大的阶段。从胃食管反流病到反流性食管炎有 5 ～ 10 个台阶；从反流性食管炎到巴雷特食管（癌前病变）有 10 ～ 20 个台阶；从巴雷特食管再到食管癌有 100 个台阶。目前，你已经走了 20 多个台阶了。”

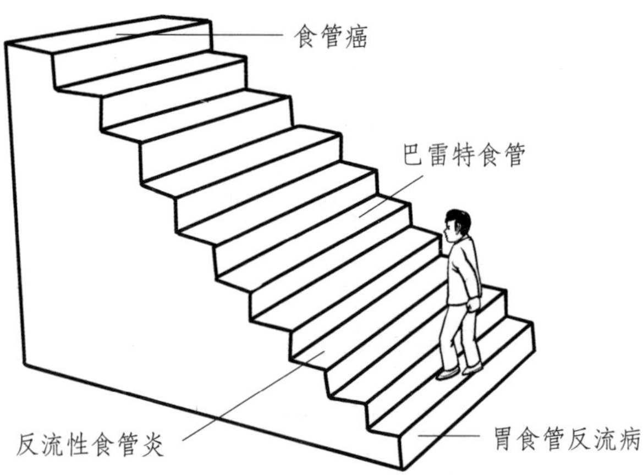

“都20多个台阶了，我可怎么办啊？我还能从楼梯上下来吗？”

“下来是不行了，但是我们有办法让你停下来不往上走，或者走得很慢。你一定要配合我们治疗。”

“好！我明白，我一定听您的话，好好治疗。”小宇立刻表态。

小宇是因为胃食管反流病的症状不典型，耽误了早期治疗，才发展到了癌前病变。如果您有反酸、烧心等胃食管反流病的典型症状，千万不要习惯性无视它，一定要尽快去消化科接受治疗。

如何让胃酸“老实待着”？

✲别吃太饱，别吃太晚

要想不犯胃食管反流病，不能吃得太饱，以七八分饱为宜。过量饮食会加重胃的负担，引起胃的消化功能障碍，使胃排空减慢，食物停留在胃中，胃内压力增高，食物更容易反流到食管。

我前面说了，消化道就像一列火车，不要忘了，乘客除了食物还有胃酸。如果吃得太饱，那么胃这节车厢里就挤满了乘客。为了消化食物，胃需要不停蠕动，就像是火车在运行过程中的颠簸。这样，过多的乘客就会随着颠簸到处乱撞，有可能把已经关好的贲门“挤开”，挤到前面的车厢——食管里去了。所以，千万不能吃得太饱，以免贲门不堪重负而“失守”。

另外，晚餐时间的选择尤为重要。现代人由于工作关系，晚餐相对丰盛，进食量也相对较大。胃排空的时间是3～4小时，晚餐时间过晚，睡觉时胃内容物尚不能完全排空，一旦平躺，滞留于胃内的食物很容易反流入食管。所以，晚餐距睡觉应至少 3 小时。

吃饱后，应当把腰带松一松，通过减轻腹压来减少胃酸的反流。

✽ 粥并不总能养胃

在很多老百姓心中，胃不舒服喝点粥，已经成了常识。但在这儿我要提醒大家一下，对于胃食管反流病患者来说，千万不能喝粥。

对于有些病症，如消化不良，喝粥是非常有好处的。因为粥比较好消化，而且消化不良多是因为胃酸分泌不足造成的，喝粥可以开胃，刺激胃酸分泌。但是，喝粥对于胃食管反流病的恢复却有害无益，因为胃食管反流病是胃酸过多所致，喝粥可能会刺激胃分泌出更多胃酸，而且，流质的食物更容易反流回来。

胃食管反流病的患者应该选择碱性食物以中和胃酸，比如发面馒头，尤其是碱性大的。苏打水、苏打饼干也可以作为饮料和零食备在身边。

✽ 少喝咖啡、浓茶，不吸烟

另外，吸烟、喝咖啡、喝浓茶，这些习惯都要戒掉。烟草、咖啡、浓茶，这些东西就像油污，会让贲门不灵活，不能自如地开关。世界卫生组织的调查显示，吸烟不仅能直接伤害消化道黏膜，还能让食管下括约肌压力（促进贲门关闭的力量）降低 50%，并对其造成炎症刺激。

很多人喜欢喝咖啡配甜点，这会对胃造成更大的刺激，生成更多的胃酸。由于个体差异性的存在，不同患者对于同一种食物的反应也不同。大部分胃食管反流病患者进食过甜的食物会引起烧心，但也有个别患者烧心时食用甜点症状缓解。所以，咱们自己应对容易引起烧心的食物作个体化记录，避免再次食用相同食物，引起疾病复发。

✻听佛乐能改善胃食管反流病

对于胃食管反流病患者来说，舒缓心情、别着急生气很重要。可以试试听一些佛乐，有助于舒畅心情。音乐能让人兴奋，音乐能让人激动，音乐能让人悲伤，音乐也能让人不反流。音乐的魅力，在于和灵魂相配。

五行的木火土金水，对应着五音的角徵宫商羽。角为木音通于肝，徵为火音通于心，宫为土音通于脾，商为金音通于肺，羽为水音通于肾。佛乐大多属于“角”音，可以滋肝阴而让心情舒缓，改善胃食管反流病。

✻3个小妙招，让胃食管反流病患者睡个好觉

很多胃食管反流病的患者都有睡眠障碍，因为胃酸反流之后，刺激症状容易导致胸口不适，尤其是平躺的时候，因为重力的作用，让更多胃酸更容易流到食管，使烧灼感加重，甚至影响到睡眠。

这虽然有点小麻烦，但解决起来也有办法，我教大家3个小妙招。

①选用15～20厘米高的枕头，让头高于胸，形成食管高而胃低的高度差，利用重力防止胃酸反流。

②睡前3小时别进食，避免胃酸的过多分泌。

③如果胃食管反流病发作频繁，睡觉应该选择左侧卧位，因为胃是在身体偏左的位置，左侧卧时，胃的位置会比较低，这也是利用重力减少胃酸反流。

吃药就好、停药就犯，拿它没辙?

由于胃食管反流病是胃酸“乱跑”引起的疾病，所以西医治疗方法最主要的就是吃抗酸药，抑制胃酸的生成，免得过多的胃酸涌入食管。抗酸药很管用，但存在一个问题：吃了抗酸药就好，停药就犯。

大卫就是这样一位患者。他从 2 年前开始出现胃痛、反酸、烧心的症状，经过胃镜检查明确诊断为胃食管反流病、慢性胃炎，治疗方案就是口服最强效的抗酸药（质子泵抑制剂类）抑制胃酸。药吃了 2 年多，但病情一直反反复复，停药后即出现反酸，服药后即好转。

大卫来找我看病时，心情非常低落，敏感、急躁，饮食一般，食欲差，睡眠差，腹胀；另外，吸烟量大，几次戒烟都没有成功。我看了他的舌头，舌暗红，苔黄白相间；又摸摸他的脉，弦数。根据他的叙述，考虑到他已经服用抗酸药 2 年多，胃酸分泌已经减少，消化功能也受到影响，所以有必要减轻抗酸药的效能，让患者机体恢复自身的功能，产生正常的胃酸，恢复正常的消化功能。

但是因为患者长期使用抗酸药，已经产生了依赖，所以不能一下子停掉，而是用效力较弱的抗酸药（H2 受体拮抗剂类）代替。

听说我要给他换药，大卫有点着急，说：“这强的药我吃了 2 年还没好呢，换一个弱的能行吗？”

我说：“您先别着急，不同类型的抗酸药各有特点和优势，作用机制不同。何况，我们希望能逐渐恢复你自身的功能，用中西医结合的方法。”

“你是说，中医也能治我这病？”

“能啊。从中医的角度来说，胃酸来自肝经火郁。肝胃郁热，和情绪不佳、敏感着急的性格有很大关系。肝火犯胃，胃气上逆，出现了反酸，进而脾气虚弱，导致了胃肠动力不足，出现腹胀，时间稍长，还有一些血瘀的征象。所以我给你开个疏肝清火、寒热平调、健脾理气的方子，加上一个效力弱点的抗酸药一起吃。还有，少抽烟，放松心情，多进行户外运动。”

大卫拿着我的处方，半信半疑地走了。

虽然患者有些怀疑，我却是信心十足。因为同样是抗酸药，H2 受体拮抗剂的效力虽不及质子泵抑制剂，但作用机制不同。多个临床试验表明，对于长期使用质子泵抑制剂抑制胃酸无效的患者，应用 H2 受体拮抗剂可收到良好的疗效。

另外，中医的角度和西医不同，对于胃食管反流病，中医认为是肝的问题，肝火是始作俑者，通过木克土的途径，点燃了胃火的旁支，再加上患者吸烟多年，更是消耗了脾胃的阴气。我们用清胃火的中药，促进阴阳平衡，治疗疾病的“标”，再用疏肝的中药，从源头上抑制肝火的发生发展。还有促胃肠动力的中药，能够健脾理气，从补和泄的角度进行平衡，促进胃肠的新陈代谢。除此之外，还根据患者的个体特征，选用调整失眠的中药，促进整体的和谐。

没过多久，大卫又来了，这次他特别开心，症状也好了一大半。后来经过 3 次复诊，他的症状逐渐减轻至消失。第 5 次就诊时，西药也减量了一半。这次中西医结合治疗，用中医药给患者做“拐杖”，不仅减少了西药的用量，而且恢复了患者的自身功能。

胃食管反流病是一种非常容易反复发作的消化系统疾病。有研究表明，服用西药治疗，如不能坚持，有 20% ~ 80% 的患者会在停药后复发，即便是长期用药做维持治疗的患者，也有 2% ~ 10% 的患者复发。许多胃食管反流病患者都有这样的体会，服药后烧心等不适症状很快得到控制，一旦停药，生活中稍有不慎，如进食容易引起反流的食物，喝浓茶、咖啡，工作不顺等，均可能导致本病复发。所以，根据不同的情况，应该选择半年或 1 年进行复查。

医生的嘱托要记在心里，带到生活中去。要投入时间来实践医生的嘱托。这既是对医生负责，也是对自己的健康负责。

第四章

CHAPTER 04

消化不良和慢性胃炎：慢病慢治，不言放弃！

消化科的慢性疾病不是一天没吃好饭、压力大就得病的，而是日复一日、年复一年，长时间如此才得的。这些慢病，用不了猛药，只能慢慢调养，坚持好的饮食习惯、生活习惯，把偏离正轨的身体状态再拉回来。所谓“慢病需慢医”，正是这个道理。

消化科的“感冒”——消化不良

常常听人们把一些常见病比作“感冒”，比如抑郁症是心理科的感冒。那么消化科的“感冒”是什么呢？我想应该是消化不良吧。就像是人就得过感冒一样，我想每个人都有过消化不良的经历，都体会过那种没胃口、吃不下、肚子胀的感觉。

我家的小区是个很老的小区了，街坊邻居都很熟悉，大家都知道我是个医生，平时有什么大病小病都喜欢先咨询咨询我。

那天我刚一进小区门，邻居孙婶就一把把我拽住，说：“李大夫啊，碰上你太好了。”

“什么事儿啊？”

“我闺女，小帆，这不快高考了，可成天都不吃饭，人都瘦了，这可怎么撑得住啊，可急死我了。”

小帆我知道，一个挺文静的小姑娘，在重点中学上学，听说学习成绩很好，上重点大学没问题的。小帆学习从没让孙婶操过心，现在为了吃饭问题，孙婶倒是特别着急上火。我赶紧安慰她说：“您先别急啊，咱俩去前面凉亭坐坐，您跟我好好说说。”

刚一坐下，孙婶就打开了话匣子：“1个月前，一模成绩出来了，小帆从班上前5名落到了10名以后，于是放学后就把自己关在房间里看书，我让她出去走走，去同学家串串门儿，她都不愿意去，说时间太紧了。而且，明明到了吃饭的点，可她一直说肚子不饿，不想吃东西。有时候好不容易听她说肚子饿了，但吃两口又放下了筷子，说肚子胀，吃不下了。就听她肚子咕噜咕噜地响，也不知道是怎么回事。”

“那不知道她大便怎样？规律不规律？”

“倒是每天都有大便，但大便一次时间挺长的，怎么也得半小时。最近我刷厕所的时候发现，她的大便有些挂马桶，还有不消化的菜叶。”

“恶心、呕吐的症状有吗？”

“是有几次恶心来着，没吐。”

“有过肚子痛吗？”

“倒没听说过。”

“那吃饭有规律吗？”

“不爱吃饭啊！我变着法儿地给她做好吃的，都是热脸贴冷屁股。她这也不吃那也不吃，挑食得很。”

“哦，除了挑食，别的方面呢？脾气怎么样啊？我看小帆的性格挺温柔的啊，应该很听您的话吧？”

“以前脾气还行，但这段时间可能心理压力太大了，脾气也大。前天我们在客厅看电视，电视声音大了点，她就从房间里跑出来直接把电视关了。我们现在在家都得小心翼翼，处处让着她呢。”

听完这些，我基本就有了自己的判断。小帆所出现的这些症状，是当下很多人的通病，尤其是压力大的人。

“孙婶，小帆这是典型的消化不良，症状就是小帆这样的，主要就是胃口差，肚子胀，不想吃饭，恶心，呕吐，还可能伴有胃痛。”

功能性消化不良是一种很常见的消化道疾病，又可以分为餐后不适综合征和上腹痛综合征。主要的不同就在于有没有烧痛感。有烧痛感的属于上腹痛综合征，而像小帆这样以餐后不适、腹胀为主的，为餐后不适综合征。

“消化不良啊，严重吗？我看小帆都瘦了。”

“不严重。消化不良分为器质性消化不良和功能性消化不良。导致器质性消化不良的原因一般是消化道疾病，比如胃溃疡、胃食管反流病；但小帆这么年轻，一般不会得那些病的。从小帆目前的症状看，应该就是功能性消化不良，相当于胃肠道闹点小脾气吧。”

“哎呀，你说这快高考了，正是要命的时候，胃肠道闹什么脾气啊？”

“就是因为高考，胃肠道才闹脾气的呀。听我给您好好解释啊。”

消化不良是一种“心”病

✿思则伤脾

“对于功能性消化不良，就是不是由其他疾病引起的消化不良，病因主要有 5 个方面。前 4 个方面先不说，咱们先说说这第 5 个病因，就是精神因素。大约一半的功能性消化不良都与焦虑抑郁及恐惧紧张的情绪相关。”

“对对，小帆最近就是太紧张了。可是为什么紧张就会导致她消化不良啊？”

“因为我们人体的所有生理活动都是在神经支配下完成的，胃肠道也不例外。支配胃肠道的神经包括交感神经和副交感神经。副交感神经可以促进胃肠运动，兴奋胃肠道，促进消化液的分泌。而交感神经是抑制胃肠运动的。情绪紧张焦虑时交感神经会兴奋，它一兴奋，胃肠道的运动和分泌就受抑制了，时间长了就会消化不良。按照我们中医的说法呢，就是‘思则伤脾’，想得太多，可能会损伤脾胃的运化作用而出现消化不良。”

中医认为，五行与五脏、五志相对应，木火土金水，分别对应肝心脾肺肾和怒喜思悲恐。五脏和五志也同五行一样，具有相生相克的关系，也就是木生火，火生土，土生金，金生水，水生木；木克土，土克水，水克火，火克金，金克木。

五行、五脏、五志对应表

五行	五脏	五志
木	肝	怒
火	心	喜
土	脾	思
金	肺	悲
水	肾	恐

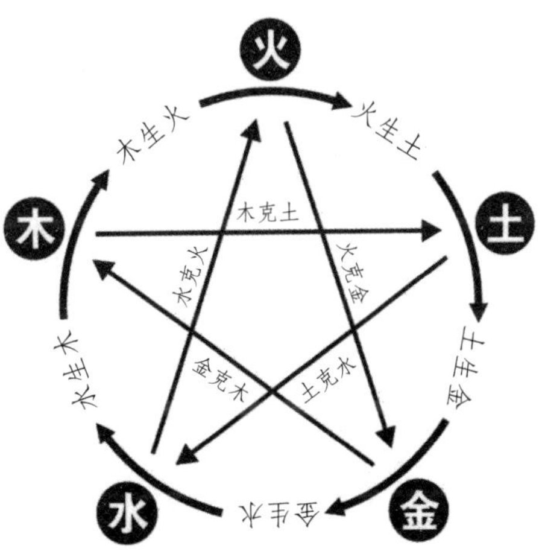

五脏掌管着五志，如果脏腑功能失调，相应的情绪就会失常。比如，怒为肝志，肝不好，就容易发怒，很多肝硬化晚期的患者及更年期肝郁气滞的患者就暴躁易怒。

同样，五志也对五脏功能有所影响。如果情绪太过，则会对相应的脏腑造成损伤，即怒伤肝、喜伤心、思伤脾、悲伤肺、恐伤肾。比如，古时候的范进中举，以及现在中彩票之后过度高兴而发生心梗的事情，都是“喜伤心”的实例。而能够对脾胃功能造成损伤的，则是忧思，也就是想得太多，思虑过度，心理负担重。

“那可怎么办啊，要不我带她上你们医院治治吧？”

“一般来说，对于功能性消化不良，没必要担心，就跟感冒似的，年轻人，过几天高考完了，自己就好了。千万不要把本来很轻的疾病想得很重，这样顾虑重重，不但病好不了，还会加重。”

“哎呀，听你说了我放心多了，可是这高考没考完，她这紧张的精神也放松不下来啊，不好好吃饭，我们家长担心她的营养跟不上啊！”

“是，但是您还是不要表现得太关心她了，您越关心，她感觉到的压力越大，反而不好。”

✽“忽悠”也能治病

很多时候，消化不良是一种“心”病，要从“心”治疗。我回想起了当年在非洲援外的经历。

在坦桑尼亚工作的2009年最后一天，走进来一个愁眉苦脸的小伙子，很帅，看起来高大健康，还有美丽温柔的妻子陪伴。他会有什么病呢？从他一进门我就感到奇怪了。

小伙子叫麦克，坐下来一问，吓我一跳。这个小伙子有消化不良、记忆力下降、注意力无法集中等症状已经 1 年了。这些都是老年人才会有的状况啊，怎么会出现在这个小伙子身上呢？胃镜也做了，就是有点糜烂、红斑、出血点等，没有器质性的改变。

除了刚才介绍的症状外，麦克饮食正常，大小便也正常。但我注意到他头部出汗比较多，这说明麦克可能是精神比较容易紧张，肝气郁结而化火上炎导致的消化不良。

我注意到，麦克时刻都在和自己的妻子进行眼神交流，就像个胆小的孩子，一问，果然不出所料。麦克平时很容易紧张，也非常不喜欢人多的地方，还感觉非常地疲劳。虽然说话都是乐呵呵的，但是，并不是很自然，似乎这个小伙子并不自信。

我看了麦克的舌头，舌体偏大，舌淡苔白。我又摸了摸脉，脉沉。根据他的叙述和病史交流，我诊断为中医的“郁病”，由于肝郁脾虚，肾阴不足为本，导致消化不良。

在治疗上，我觉得比开药更重要的，是对他的心理调适。我不断对麦克进行心理暗示并指导他进行自我暗示，以建立麦克的自信。我不断地夸奖他：“麦克你很帅，你的工作也很让人羡慕，妻子也美丽，而且温柔体贴，非常让人羡慕。”

这样的夸奖让他有些飘飘然。然而，我就是要用这种鼓励建立麦克的信心，让他明白，他是值得别人羡慕和尊重的，他很健康。

随后，我给他开了一些疏肝解郁、健脾理气的药，建议他减少过度的思虑，多出去旅游，使心胸开阔。

麦克听得很认真，也不再征询妻子的目光，点头也变得有自信，我很高兴，通过只言片语的解释和暗示，把一个有病的患者“忽悠”成了健康的人。后来，通过复诊的信息，我明显感觉麦克的各种症状好了很多。

当然，我对麦克的“忽悠”并不是信口雌黄，而是针对他的情况，运用专业知识，真诚沟通，打消他内心的顾虑和恐慌，把他“忽悠”得强壮起来。这样，开出的药物也可以得到很好的吸收。

“规律饮食”说起来容易，怎么落地？

孙婶接着问我:“那李大夫，您刚才还说有前 4 个原因，是什么啊？”

“还有 4 个原因分别是胃动力不足、胃肠敏感、胃酸分泌过多和幽门螺旋杆菌感染，这些原因归结起来，就是一句话——饮食不规律。”

“啥叫饮食不规律？”贾婶问我。

“三餐不定时，饥一顿饱一顿，暴饮暴食，这些都属于饮食不规律。”

“哦，我在电视里也经常听到专家强调饮食要有规律，但总感觉就是一句口号，平时我们该怎么吃还怎么吃。您说，就我闺女这情况，我该注意点什么呢？”

“您这个问题问得好，吃饭看似是个小事，其实有大学问。我给您简单说说啊。首先教给您一个口诀，就是皇帝早餐，富人午餐，乞丐晚餐。”

“哦，这不就是电视里专家常说的‘早晨要吃好、中午要吃饱、晚上要吃少’吗？”贾婶的反应还挺快的。

“对，就是早晨吃得要丰富多彩，就像慈禧当年那样的吃饭排场，需要均衡营养；中午要吃得比较多，是三餐中量最多的一餐；而晚上少吃一点。并且，规律饮食的时间也很重要，早饭最好在8点以前，午饭在下午1点之前，晚饭在晚上7点之前。也就是说规律吃饭有3个层次，第一是品种要丰富；第二是食量要恰当；第三是时间要正确。”

“怎样才算品种丰富呢？而且小帆她们中午在学校吃，只能凑和，晚上这不我买了鱼，准备给她补一下，但这个又和你刚刚说的‘晚上要吃少’这个理念不符合了。”

“您说的也是一个问题。首先，品种丰富就要求什么都吃，不挑食，营养均衡最重要。国家卫生部发布的《中国居民膳食指南》里面有一个‘中国居民平衡膳食宝塔’，按照这个吃就没错。至于晚上吃得好一些行不行，其实，我说的时间没有那么绝对，孩子中午吃不好，难不成晚上还不让吃了？但我还是建议，如果晚上吃正餐，最好能早点开饭，并且饭后做简单的活动，有助于补充营养并且易于消化。”

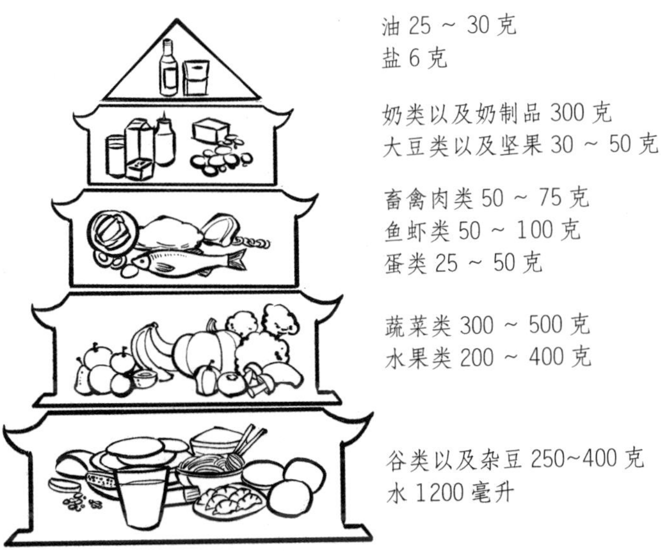

“明白了。”孙婶点点头，又问我，“那有什么要忌口的吗？”

“最主要就是不要吃油炸食品，因为油炸食品不好消化。本身就消化不良，再吃什么油条、油饼、炸鸡腿之类的，只能是雪上加霜。”

“知道了！谢谢李大夫，跟你住在一个小区里真是好。”孙婶听明白后非常高兴，回家就遵照执行去了。

高考过后，我又遇到了孙婶母女俩，小帆的气色看起来好多了。

“小帆，最近感觉怎么样，我看你气色不错啊？”

“挺好的，我规律吃饭之后，胃口也好多了。”

“妈妈做饭的水平有长进了吗？”

“嗯，她把膳食宝塔打印出来贴在冰箱上，现在荤素搭配得可好了。”

听女儿这么说，孙婶笑了，我也笑了。

人吃五谷杂粮，最好就是酸苦甘辛咸，什么都吃，营养均衡最健康。如果这也不吃，那也不吃，最终的结果就是，什么也不能吃、吃什么都不舒服。因为“用进废退”，不用的东西，迟早要退化。总是不吃一种东西，相关的消化酶就会减少，逐渐退化，会带来更多不良的影响。

人体自有“开胃穴”

如果长期消化不良，可以试试经常揉按一下中脘穴和足三里穴。每天每个穴位揉按 5 分钟，揉到产生酸胀感。不仅是穴位酸胀，手也酸胀才行。每天 10 分钟，坚持 1 个月，可以有效改善消化不良的症状。

中脘穴在剑突（人体正面中线肋骨下软硬相接的地方）和肚脐连线的中点。足三里穴在膝盖外侧凹陷下一个手掌的距离处。

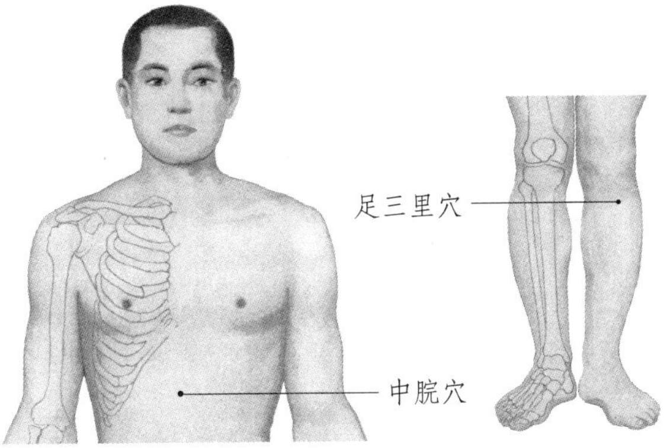

中脘穴就在“心口”处，胃不舒服揉按它比较容易理解，那按揉腿上的足三里穴有什么道理呢？

人体的经络就像是一条条马路。经络不通会造成很多病症，要赶紧疏通经络。就像疏通交通拥堵一样，需要找到堵点，才能恢复道路畅通。胃部不适，说明人体的“马路”——经络堵塞了，那堵点在哪儿呢？就在足三里穴。足三里穴是足阳明胃经上的要穴，如同北京二环的西直门，来往的人流、车辆太多，有时候就会出现拥堵。就像西直门的拥堵会影响到官园，足三里穴的堵塞也会影响到胃部。这时候，按压足三里穴，就相当于疏导交通。把经络疏通了，胃自然就舒服了。

长时间消化不良，建议做个胃镜确诊

虽然功能性消化不良只是一个很轻微的疾病，但同样不能掉以轻心。如果出现消化不良症状的时间较长，或者症状持续加重，可能是器质性疾病导致的，这时应该去医院做一个胃镜确诊一下。因为胃镜不仅可以排除器质性消化不良，还可以指导对功能性消化不良的治疗。

别难为医生了！诊断慢性胃炎只能靠胃镜

消化内科还有一种慢性疾病，和功能性消化不良的症状非常相似，那就是慢性胃炎。只不过，功能性消化不良一般只有胃黏膜充血水肿，而慢性胃炎是胃的器质性病变，在胃镜下常有糜烂病变，或黏膜变薄、结节不平等表现。所以，要确诊慢性胃炎，只能靠胃镜。

根据最新国际分类，慢性胃炎按照是否有萎缩分为慢性萎缩性胃炎和慢性非萎缩性胃炎。慢性非萎缩性胃炎还可以分为慢性浅表性胃炎和慢性糜烂性胃炎。

慢性萎缩性胃炎是慢性非萎缩性胃炎的进一步发展，说明在胃镜下，发现了胃固有腺体的减少，同时带来了消化功能的障碍。

慢性胃炎的症状没有什么特异性，无论是胃痛、腹胀，还是反酸、嗳气，这在其他消化道疾病，如胃溃疡、胃食管反流病中也都会出现。而且，萎缩性胃炎和非萎缩性胃炎，单从症状上，是无法分辨的，只有做胃镜，才能进行辨别和诊断。

有的患者说我胃痛得特别厉害，肯定是萎缩性胃炎。这可不一定，疼痛严重程度和疾病严重程度还真没什么必然联系。我在临床上见到不少患者自述难受得不得了，经过胃镜一查，结果也就是浅表性胃炎。而不少没有啥症状的患者，经过胃镜检查，却证实为萎缩性胃炎。

所以说，要想确诊慢性胃炎，以及明确疾病分型，唯一的办法就是做胃镜检查。有很多患者惧怕做胃镜，有心理负担，就希望医生给他个说法。我在这儿说一句：别难为医生了，他又没长透视眼，哪看得出你胃里是糜烂还是萎缩啊！

说到诊断慢性胃炎只能靠胃镜，有患者跟我说：“靠胃镜那是西医，中医不用，中医一号脉就全明白了。”

每当听了这样的话，我都很无奈，老百姓大概是受了电视剧的影响，把中医脉诊想得太神奇了。

当然，通过望闻问切，我们会对患者有个初步诊断，一般也八九不离十。我曾经接诊过一位患者，有胃脘不适、胃痛腹胀、胸闷、疲劳乏力的症状，大便黏腻，挂马桶。脉象以弦急为主，两寸口都是沉脉，右手的关脉偏濡。舌体较大，有齿痕，舌红，苔白厚腻。根据这些症状和表现，我初步诊断她患有慢性胃炎，胃镜的结果是慢性非萎缩性胃炎，有部分糜烂，证实了我的诊断。

虽然我们凭着临床经验给出的诊断往往和胃镜结果很吻合，但是，如果非要我断定患者就是胃炎而不是胃溃疡，或者明确到底是萎缩性胃炎还是浅表性胃炎，我可不敢下结论。

所以，在此再奉劝各位患者一句，别让医生猜，别拿自己身体赌，做个胃镜，得出明确的诊断，这样治疗才最有针对性，疗效才最好，而且也能早期发现胃癌及癌前病变。如果您本身具有下列情况，那么我强烈建议您进行胃镜检查。

①年龄大于 40 岁，病程反复半年以上。

②吸烟 5 年以上，年龄大于 35 岁。

③有幽门螺旋杆菌感染，病程 3 个月以上。

④有胃癌家族史。

⑤胃肠道肿瘤标志物异常升高，复查也不下降。

诸葛亮与张飞都可能是慢性胃炎患者

教科书告诉我们，慢性胃炎的发病主要有 8 大原因。分别是幽门螺旋杆菌感染、急性胃炎发展、药物刺激、邻近器官感染、胆汁反流、放射性损伤、水土不服和长期情绪不佳的影响。

根据我的临床经验，慢性胃炎的发生，与吃和情绪的相关性最大。吃得不对能引起胃炎，这大家都能理解。不按时吃饭，三餐分配不合理，挑食、偏食，有烟酒嗜好，喜欢吃辛辣刺激性食物，这些都是引起慢性胃炎的诱因。

但说到长期情绪不佳会导致慢性胃炎，很多人可能就觉得有点“玄乎”了。其实，在我看来，这恰恰是中国人患慢性胃炎的首要原因。

中医认为忧思伤脾。思虑得太多，想法太多，压力太大就会引起脾胃的内伤，典型的例子就是三国时期蜀国的丞相诸葛亮。诸葛亮事必躬亲，出谋划策，算计周到，必定会因为思虑过度影响到脾胃的功能。据史书记载，司马懿向两国交兵的使节问起诸葛丞相的饭量如何，使节回答:“孔明食少事烦，其能久乎？”

从使节的话中，可以得知，诸葛亮因为太多事情烦扰，所以吃得很少。我据此大胆推测，诸葛亮必然患有慢性胃炎，并且由于忧思过度，会有失眠、心烦、便秘等症状，当然，这些无法在史料中验证了，但想必如此。

《三国演义》中的慢性胃炎患者还不止诸葛亮一位，根据我的推断，张飞也是。张飞脾气火暴，点火就着，控制不了自己，这种人往往肝气旺盛，暴躁易怒。中医讲究五脏与五行相对应，也有相生相克的关系。

肝属木，脾属土，木克土，肝克脾，所以，大怒伤肝的同时，也会伤脾，影响脾胃消化功能，造成慢性胃炎。

前面说张飞是慢性胃炎患者，多少有我戏说历史的成分。但我的戏说不是没有根据的，在我的门诊中，“张飞”型患者总是层出不穷。

那天早晨，一推开诊室的门，呼啦就进来一片人，一看就都是初诊的，因为我的老患者已经被我调教好，静静地在外面等待了。造成这种现象的原因是习惯和素养缺失，还有诊疗程序的不明确。并不能说患者就是素质低下，而是良好的就医习惯没有养成。

在我的门诊，我的努力已经初见成效，基本保持了一诊一屋。老患者知道我按照顺序叫号，而新患者却是一头雾水，经常会一头闯进来，于是就会有别的患者担心被加塞，也跟着一窝蜂拥进诊室。

我希望能给我一个时间准备出诊用的各种物件，以及短暂的喘息，就对一屋子的患者说：“请都在外面等一下，我马上开始叫号。”这些患者不放心地退了出去，走到门口。

这时，有位大姐忽然回过头来，说：“李大夫，我是慕名来找你看病的，病了好久了，能不能快点看上？”

这样的问话，在我听来有点咄咄逼人，我以前会烦这样的患者，现在也逐渐学会让自己平静下来，努力去理解和化解患者的焦灼。我对她说：“您是几号？我会一个一个看的。”

“我大老远来，还要带孩子。”她并没有告诉我她是几号，而是说起了自己的难处。

对于医生来说，都是看病，先看谁，后看谁，并无所谓。但对于患者来说，就不是这样了，每个人都不舒服，每个人都有难处，都想先看，如果每个患者都像这位大姐这样要求医生，医生该怎么办呢？

我和大姐解释了一番，就开始叫号给患者看病了。

谁知，刚看到2号，这位大姐又来了，凑得离我很近，让我清晰地看到了她写成“川”字的眉毛。

“大夫，我看看快到了没有？”她对我说。

我指指桌上的病历本，说：“你看，你前面还有三四个，有的可能没来，很快就会轮到你了。”

大姐又一阵风似的出去了，却一直站在门口，就着门缝观察诊室里的状态，她站在那儿，门也关不上，我只好不理她，继续看病。

5号看完，大姐“噌”地一下窜进来，一屁股坐下来：“6号不在，到我了。”

这种气势，很让人反感，却也无可奈何，想想人家是“慕名”而来的，心里就平衡吧。我朝她笑笑：“怎么不舒服？”

“大夫你听我说，可算找到你了。我从小胃就不好，几十年了，反反复复……”大姐连珠炮似的说开了，丝毫没有停顿的意思。

趁她换气的那零点几秒时间，我赶紧说：“这么多年了，有没有做过胃镜？”

“大夫我还没说完呢，好不容易看到你，你听我说完。”

好吧，这情景，我眼前浮现出冯小刚导演的那部影片《非诚勿扰》：葛优到了日本，在小教堂忏悔自己曾经犯下的错误，滔滔不绝。而我只是一个小小的门诊大夫，承载不了她那么多的“罪孽”。

我不得不再次打断大姐，重申："没做过胃镜吗？"

"做过做过。"大姐终于正面回答我了，然后递给我一沓病历。

我看了她近 3 年做过的胃镜和病理结果。报告显示，慢性非萎缩性胃炎，有部分红斑、糜烂。2012 年曾经有过幽门螺旋杆菌阳性，2014 年已经消失。病理没有看到萎缩的腺体和隆起等。

看了胃镜报告，我已经心中有数了，再看着她焦灼的样子，我完全能理解她为什么会患上慢性胃炎，又为什么老也不好。

为了更安静地思考及更全面地收集中医诊疗的资料，我请她把手放到脉枕上，然后闭上眼睛开始摸脉。约 1 分钟的时间后，我睁开眼睛，又看看她的舌头。

我问她："是不是胃脘这里总是不舒服，胃痛腹胀，平时总感觉疲劳、胸口发闷？"

"大夫你说得太对了，稍微动动就累得慌。你真神，摸脉就啥也摸出来了，真是好大夫。"

我没有搭茬，继续推断："平时大便偏稀，容易拉肚子，有时候大便黏，总觉得排不干净，而且挂马桶，不容易冲下去？"

"大夫你怎么知道的，真是太神了，完全和我的症状一样。"大姐一脸虔诚的表情，"大夫你说我这病咋得的啊？"

"平时爱着急生气吧？"

"哎呀，我就是暴脾气，一点火就着。"

"你这胃病啊，就是急出来的。"

有时候，我不得不扮演一名“心理医生”

在给慢性胃炎患者治疗时，我除了肩负中医大夫和西医大夫的责任外，往往还要扮演心理医生的角色。

上面说到的“着急”大姐，还没开处方，我在诊室里就先给她做起了“心理按摩”。

我对大姐说：“您仔细想想，您这样着急生气有用吗？”

她一下子愣住了，然后若有所思，说：“没办法啊，控制不了。”

“那您着急生气了，就按照你的意愿办了吗？”我看着她的眼睛，开始语重心长地说教，“世界上没有了谁，地球都照样转，不要把自己看得无可替代，操心太多地说教，多累啊。放宽心，一切都会好起来。”

她沉默了一会儿，但放开心情的脸是可以看出来的，至少眉毛不再皱得那么紧。“对啊，大夫你说得对，可是这么多年了，我就不能看到我看不惯的东西，比如……”惯性的力量太大了，说着说着，她的语速又快得像机关枪扫射。

我只好看着她不说话，等她这通扫射结束，我问：“您平时说话很快是吗，谁也抢不过您？”

她有些不好意思了。

我继续用缓慢的语速说：“这种状态是一种焦虑，可能您自己感受不到。当您说一次很快过去，如果对方没有反应，您可能就要重复第二次，这时候，就会很容易形成焦虑。”

我往四周看看，说：“你看我外面有那么多患者，我每次看到晚上六七点，但是每一个患者我也要慢慢看。快了就要返工，更耽误事情。”

“我也认识到这个问题了，平时他们都说我说话快。很多事情看不下去，我自己就办了，你看那次……”她的加速度不由自主又要开始。

我赶忙给她一个建议：“您每次说话之前，停顿3秒再开口。同时跟着我做深呼吸。吸气，慢慢吸，鼓起腹部；然后缓慢地呼气。”

这个呼吸锻炼操，是心理调试有效的辅助手段。她的语速，终于降下来了。她自己也感觉换了一个状态。

“那我以后一定忍着，不生气。”

我赶紧说：“不对，不生气不代表憋着，而是要正确地疏导和发泄，这样才是对身体有利的，比如去旅游、参加户外活动等。”

这一点得到了她的认同：“也是，我有时出去转转挺好的，就不会跟老头子和儿子吵架了。”

“太对了，您以后要经常出去转转。这样大家都不累。”

劝完了“着急”大姐，我们来说说“诸葛亮”“张飞”的心理调适方法。

对于忧思伤脾的“诸葛亮”，我们可以考虑用五行相生的办法来治疗。思属土，喜属火，火生土，可以用“喜”这个情志来化解“忧思”，治疗忧思伤脾引起的慢性胃炎。具体来说，就是每天看看娱乐笑话、幽默短剧。开怀大笑的同时，慢性胃炎也会有所好转。

记得上大学的时候，我们宿舍里有一个同学，开学的时候心事特别重，想得很多，身体消瘦，胃总不舒服，后来查了胃镜，确实有慢性浅表性胃炎。有一次，我敞开心扉和他聊天，原来他觉得自己来自农村，在宿舍里有些抬不起头来。我说，这都啥年代了，还想这个，来，我带你去看个电影。我还记得当时看的是国外著名喜剧《捕鼠记》，笑得他前仰后合的，我虽然看过几遍，但也再次陪着他笑了个够。从此，我们成了好朋友，他胃部的不适症状也减轻了很多。

对于肝气乘脾的“张飞”，我们则考虑用五行相克的办法来治疗。谁来克制肝木呢？应该是金，对应的情绪是悲。所以，对于脾气暴躁、容易生气的患者，尤其是女性患者，我会建议她看看韩剧，《蓝色生死恋》那类生离死别的，流流眼泪，难过一下，用悲（金）来抑制怒（木），从而减轻肝（木）对脾（土）的克制，缓解慢性胃炎。

慢性胃炎：三分靠治，七分靠养

✽治病是一门艺术：慢性胃炎分型论治

我对“着急”大姐说：“根据您的胃镜和各种情况分析，慢性非萎缩性胃炎的诊断比较明确，而且查过多次，都没有萎缩，所以不要担心，病情并不重，是很普通的慢性胃炎。您患慢性胃炎的病因应该是幽门螺旋杆菌感染，但细菌通过之前的治疗，已经去除了。”

“对对对，我吃了 2 周西药，吃得好难受。”大姐对我说。

“您还是很棒的，难受也坚持了下来，现在成效很好，体内的幽门螺旋杆菌没了。”

“哎呀我可不想吃了，那个大夫不像你，啥也不说，我也不明白为啥要吃这些药。咬牙坚持的。”

不知道我的上一位同行为什么没有和患者交代清楚，但我的体会是：沟通不足，会严重影响疗效，患者不明不白吃了一些药，有时还会有不良反应，所以，心里没底的患者会犹豫和怀疑，我能理解的。我会通过各种方法，努力加强沟通和解释，让患者明明白白吃药，对自己、对药物都有信心。

“不管怎么说，这个细菌已经被杀灭，病因已经祛除了，在您和医生的共同努力下，您的胃正在向好的方面恢复。”我鼓励着患者。

“那我还用吃药吗？”

“我刚才给您看病，您现在的状态属于肝郁气滞，脾虚湿困，所以会出现现在的一系列症状，我给您开一个疏肝理气、健脾化湿的方子，效果会很好的。”说完，我写下了以柴胡桂枝干姜汤为主的处方。

柴胡桂枝干姜汤是治疗中医证候为肝郁脾虚便溏的经典方剂，对于慢性非萎缩性胃炎症状为胃脘疼痛不适、性格急躁、大便溏薄、腹胀的，可以以柴胡桂枝干姜汤为主进行治疗，能够疏肝、温脾、健胃，消除胃内炎症，增强胃肠动力，改善大便稀溏。

送走了“着急”大姐，后面的慢性非萎缩性胃炎患者，大部分使用了香苏散、四君子汤，以及枳术丸和参苓白术散等方剂。

其实，很多慢性胃炎没有太多的症状，或者中医辨证不明显，可以直接使用香苏散和四君子汤加减。香苏散以理气为主，而四君子汤以健脾为主，主要目的就是增强胃肠动力，促进新陈代谢和消化，促进胃黏膜的恢复。

如果气滞比较明显，而且脾阳虚，也就是腹胀、便溏明显，可以使用力量更强的枳术丸以及参苓白术散，加强健脾理气的作用，类似于莫沙必利这类的促胃肠动力药。

对于慢性非萎缩性胃炎，如果没有症状或者很轻的话，一般也不用太多服药，而是注意用心理和生活方式调适。

慢性非萎缩性胃炎的治疗需要 2 周到 1 个月，而萎缩性胃炎治疗大约需要 3 个月甚至更长时间。

门诊里有很多经常来找我的老病号，他们基本都是慢性萎缩性胃炎患者，有几位已经在我的门诊吃了 2 个月的药物。我给他们的处方也是“着急”大姐的柴胡桂枝干姜汤。

这是中医治疗非常有意思的地方，不同的疾病（萎缩性胃炎与非萎缩性胃炎）用同一个处方来治疗。这是中医治疗的“异病同治”。

还有几位萎缩性胃炎患者，我却给他们使用了其他的方剂，包括半夏泻心汤、枳术丸、参苓白术散及乌梅丸等。这是中医的“同病异治”。更个性化的诊疗，体现了中医治疗的科学性和人文关怀。

不仅是中医，西医也有“同病异治”。西医将萎缩性胃炎分为 A 型和 B 型，这两种萎缩性胃炎的治疗是大不相同的。

A 型主要是病变局限在胃体部，属于自身免疫性胃炎，一般伴有恶性贫血，病因可能是由于自身抗体不断破坏细胞壁，导致胃黏膜发炎，逐步萎缩。A 型属于免疫性疾病，无特异治疗。有恶性贫血时，注射维生素 B_{12} 后可很快获得纠正。

B 型是我国经常见到的胃窦部萎缩性胃炎，发病机制与长期吸烟、酗酒、滥用水杨酸类药物等相关，胃黏膜长期受刺激而导致慢性炎症。对于 B 型胃炎，如果幽门螺旋杆菌处于活动期，应予根除治疗。如果并没有感染幽门螺旋杆菌，主要是消除病因，对症治疗。如因非甾体抗炎药引起，应立即停服并用抗酸药或硫糖铝等来治疗；因胆汁反流引起，可用铝碳酸镁或氢氧化铝凝胶、硫糖铝来吸附；有胃动力学的改变，可服多潘立酮或西沙必利对症处理。

✿ 慢生活，远离慢性胃炎

要想不得慢性胃炎，或者让慢性非萎缩性胃炎不发展为慢性萎缩性胃炎，“慢生活”最重要。

先说吃，早晨要吃得丰富，中午要吃得比较多，晚上要少吃一点。虽说这些电视里经常讲，您也都知道，但这真的很重要，这是身体，也是胃最喜欢的进餐方式。早餐的鸡蛋必不可少，建议搭配一些小萝卜，开胃醒脾，可以吃烧饼，不要吃油条、油饼之类的，豆腐脑不如喝粥和豆浆。中午的肉类多吃一些牛肉，蔬菜可以考虑胡萝卜、西红柿、土豆及各种新鲜的绿叶菜。晚餐推荐豆粥，加入薏米、山药和红枣有利于慢性胃炎的恢复。

当然，必要的“忌口”是应该的，不要吸烟、酗酒，不要长期大量饮用浓茶、咖啡等对胃有刺激性的饮品，以免伤害胃黏膜，但除此之外，不要有太多顾忌，尽量吃得品种丰富一些。

再说运动，我鼓励我的患者多运动。对于慢性胃炎患者来说，什么运动是最合适的呢？这个没有什么限制，只要是你喜欢的就是合适的。但要注意，运动时间要在餐后 2 小时以上，每周运动 3 次，每次出汗在 40 分钟以上。当然，还要根据年龄和体质来综合考虑。

如果慢性胃炎的病程较长，还可以考虑在晚饭后看电视的时候，或者遛弯儿的时候做一些穴位按摩，辅助治疗，有利于病情康复。

中脘穴、神阙穴、足三里穴，每个穴位按揉 5 分钟，坚持 1 个月。

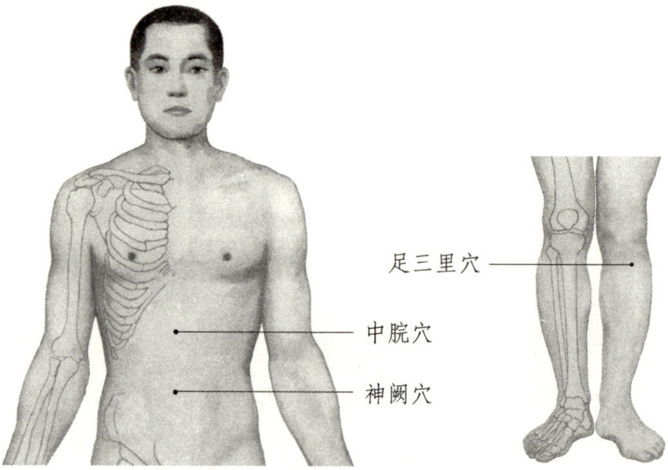

最后，不要把一天的工作排得太满，留一些时间给自己，听听音乐、做做户外运动。每年的年假，都出去走一走。世界那么大，你该去看看。多了解外面的世界，眼界开阔了，心胸也就开阔了，才不会整天为了眼前一点小事着急上火，才能远离慢性胃炎的困扰。

第五章

CHAPTER 05

急性腹痛和消化性溃疡：绑在身上的不定时“炸弹”

急性腹痛和消化性溃疡的可怕之处在于，你不知道它什么时候会突然发作，你也不知道它发作时会不会一举夺人性命。它就像一颗绑在你身上的不定时“炸弹”，让你时时刻刻都有命悬一线的感觉。

一旦遇到这种急症，一定不要自己浪费时间瞎琢磨病因，要赶紧到就近的医院诊断。早一分钟上医院，就多了一分生的希望。

火车上的紧急会诊：小伙子突发腹痛

记得那是我第一次去广州。火车行进过程中，广播忽然一下子响起来，“旅客朋友请注意，13 号车厢有乘客突发疾病，请问哪位旅客是医生，请到 13 号车厢，这位患者需要您的帮助……”

我的心情一下子紧张起来，一方面我想立即冲到病人面前，另一方面，情况的不了解、仪器设备的缺少，以及无法回避的目前紧张的医患关系，都牵绊着我，让我不敢前行。

旁边的大姐看出了我的犹豫，鼓励我：“你是医生，去看看吧，去了对病人总是有好处的。”

这句话一下子打动了我的心，是啊，我去看看情况吧，至少是一个安慰，病人有医生在旁边就会心安一段时间。虽然社会上对医生的评价不尽公正，然而作为一个医生，应该恪守自己治病救人的誓言。不能犹豫了！我立刻站起身，急忙赶到 13 号车厢。

只见车厢一头围满了人，一个年轻小伙子捂着肚子躺在卧铺上，眉头拧巴，表情痛苦。旁边放着垃圾桶，里面有白色的呕吐物，但没有见到血样物质。旁边几位先赶过来的医生告诉我：小伙子名叫小虎，20岁，出现突发腹部疼痛，牵涉后腰部疼痛，恶心、呕吐频作。

我当时有一种“养兵千日用兵一时”的感觉，觉得充满了责任感、使命感，心想一定要迅速对小虎做出诊断和治疗，以减轻他的痛苦。

“能躺平吗？”说着，我试图把小虎平放在床铺上。

“哎哟！”小虎刚试着平躺下来，就疼得直咧嘴，他一下子侧过身来，窝着一动不动。

这在医学中叫“强迫体位”，意思是不是患者有意，而是由于疾病的原因，身体下意识选择的一种能让自己稍微舒适一些的姿势。在急性腹痛的时候，人往往会形成蜷缩的状态，这种状态会缓解30%的疼痛。因为身体内的各种脏器在蜷缩的状态下，肌肉牵拉会比较少，痉挛会明显缓解，这也是身体自我保护的动作。对于医生来说，这种姿势虽然不利于腹部检查，却也能说明一些问题。

“什么地方疼，小虎你自己指给我们看看。”我对他说。

小虎艰难地抬起手，然后忽然趴下，在床铺边上干呕起来。由于之前已经把中午吃的东西吐完了，这次没吐出什么。

趁着他稍有缓解，我赶紧摸摸他的肚子，寻找疼痛的位置。

找出腹痛原因是个技术活，让医生来做

说实话，经验再丰富的临床医生也很怕这种突发的腹痛。因为引起腹痛的原因有很多，很多内脏的病变都会造成腹痛。幸好小虎是个男孩，不用考虑妇科疾病，一下子为我缩小了不少考虑范围。但即使是男性，

也有许多疾病需要考虑，消化科的急性胃肠炎、胃痉挛先不说，还有外科的阑尾炎、肠梗阻，以及泌尿科的尿路结石，都是常见的引起急性腹痛的原因，需要一一排查。

急性腹痛，无论老百姓还是医生，往往最先想到的都是阑尾炎，我也立即着手开始针对阑尾炎的检查。

在右下腹，有一个特殊的点叫麦氏点，与阑尾炎的关系十分密切。如果有阑尾炎，这个地方会有压痛，如果压上去 5 秒钟，然后突然松手会引起疼痛，医学上称为“反跳痛”。麦氏点压痛和反跳痛，是阑尾发炎的特征性表现。如果发现，可以高度怀疑是阑尾炎。

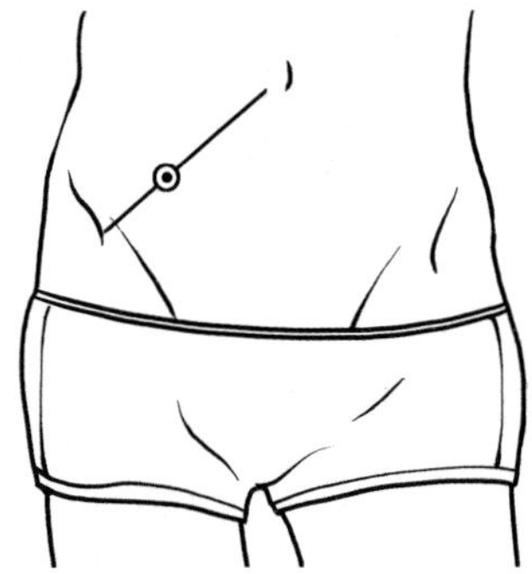

当我们仰卧的时候，能摸到骨盆的最高点，医学名称为“髂前上棘”，在右侧髂前上棘与肚脐两点之间连一条直线，把这条直线 3 等分，偏右侧 1/3 处就是麦氏点。

我触摸了小虎的腹部，发现疼痛部位距离麦氏点比较远，我又着重测试了他的麦氏点，也没有压痛、反跳痛。虽不能完全排除阑尾炎，但我心中的天平已经逐渐倾向另一种疾病。

这时，小虎又一阵疼痛。

“小虎，之前你吃了什么东西？”

“中午……吃得……不舒服，喝了一杯凉水，之后……就突然……

开始疼了……"小虎说得断断续续，但这句话为我们进一步的诊断提供了思路。依据疼痛部位，受过寒冷刺激，胃痉挛的可能性比较大。

即使根据经验，倾向于胃痉挛的诊断，我也不能轻易排除每一种可能性。从呕吐及疼痛性质来看，急性胃肠炎、肠梗阻、尿路结石和胃痉挛都有可能。

急性胃肠炎除了呕吐，往往还伴有发热、腹泻，目前小虎都没有出现，所以可以暂时排除。肠梗阻是因为大便不通而呕吐，但昨天和前天，小虎都有规律正常的大便，所以，肠梗阻的可能性也不大。对于尿路结石，虽然也会有呕吐，但首发的症状往往是腰痛，甚至有血尿，小虎并没有这些，所以，尿路结石的可能性也不大。

虽然除胃痉挛外，胃炎，胃、十二指肠溃疡病，胃神经症，胃黏膜脱垂，胰腺炎，胆囊炎及胆石症等疾病也会引起腹痛，但小虎没有胃肠疾病的历史，疼痛也是阵发性质的，所以还是考虑胃痉挛的可能性最大。

在这里我要多说一句，诊断疾病是医生的责任，不是患者的。如果出现剧烈的腹痛，不要试图自己理清到底患了什么疾病，而是要尽快去医院就诊，请医生采取合适的诊疗措施。

见到医生，应该告诉他最让你痛苦的症状是什么、多长时间了、这个症状带给你的感受具体是什么、还有什么其他不舒服。至于一些无关紧要的"家常"，就先不要说了，耽误医生的时间事小，耽误自己的病情就麻烦了。诊疗过程中，对于医生的提问，要简洁地直接回答，千万不要兜圈子。

中医是慢郎中，但急救也有一手

✿ 遇上胃痉挛，缓解疼痛是第一要务

当时是下午 1 点 35 分，列车下一个到达的车站是郑州，到达时间是下午 4 点 30 分。虽然小虎就是要在郑州下车，但还有 3 小时的时间，显然没有马上到医院就诊的条件。在不能马上去医院的情况下，既然已经做出了胃痉挛的诊断，那么就不能再瞻前顾后，立即要做的，就是解除小虎的疼痛。因为疼痛本身对人也有非常恶劣的影响，会极大地消耗患者的体力与毅力。

我拿过火车上的医药箱，用药前，先拍了拍小虎的肩膀，说："小虎，没事的，你不要紧张，应该是胃痉挛，疼痛只是临时性的，是因为你喝的凉水让胃受了刺激，胃骤然收缩导致的。这种情况下，你越紧张，肌肉收缩就越厉害，更疼，你放松，它就会放松，逐渐恢复，就不再骤然收缩了，那就不疼了。"

其实，很多时候，临时的疼痛，有人安慰特别重要，能放松下来最好。心情的放松也是身体的放松。

"大学生活有意思吗？有没有女朋友啊？"我尽量和小虎聊天，转移他的注意力。

小虎点点头，紧攥着的手也放松下来。脸上有了幸福的笑容，美好的想象绝对有助于缓解疼痛。

随后我们给他制订的方案是，先用山莨菪碱解痉止痛，缓解精神压力，坚持到郑州下车，去医院进行检查确诊。

山莨菪碱也就是我们平时所说的颠茄，主要用于解除平滑肌痉挛，对胃肠绞痛、胆道痉挛非常有效，是临床上缓解痉挛性疼痛的首选药物。

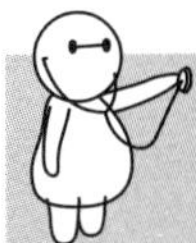

家庭小药箱成员——山莨菪碱

山莨菪碱是非处方药，在普通的药房就能买到，大家可以将其作为家庭小药箱中缓解胃肠痉挛的常备药。但是，在没有医生指导的情况下，自行服用山莨菪碱一定要注意一些问题。山莨菪碱的主要作用是松弛胃肠道平滑肌，并有镇静作用，它从肾脏代谢，经尿液排出，不良反应主要是口干、皮肤潮红及心率加快等。青光眼、前列腺增生和脑血管病患者禁用此药。如果不了解自身情况，宁可不使用。

谁知，吃了山莨菪碱，小虎的表情更痛苦了，似乎想吐，我和其他几位医生都鼓励他尽量坚持，让药物吸收一下，但小虎忍了几秒钟，还是一下子吐了起来。这次又吐了不少，刚喝进去的药物肯定是吐出来了。

我们几位医生都有些灰心，但是小虎的表情却一下子好起来，表示吐了以后，感觉好多了，腰痛也缓解了很多，全身轻松下来，这让我们都松了一口气。

为了控制痉挛，前提是药物不吐出来，我们决定先用另一种药物——甲氧氯普胺开路。

甲氧氯普胺俗称胃复安，是非常安全的止吐药。因为它有“保护胃平安”的作用，所以大夫都叫它胃复安。胃复安能够增加胃肠动力，有导致痉挛进一步加重的风险，但我们几位医生权衡了一下利弊，如果不止吐，山莨菪碱就吃不进去，就不能发挥其解除痉挛的作用，这样患者的腹痛就无法缓解。所以虽然胃复安有加重痉挛的风险，但为了最终目的，在这个两难的境地，我们考虑再三，还是毅然决定先使用胃复安止吐。

当然我们也在商讨另一个解决方案，就是注射山莨菪碱针剂，避开经胃肠道吸收的途径，但是注射需要严格的皮肤消毒，火车上的空气不好，而且没有消毒设备，所以最终我们还是决定，先按照原计划执行，如果 30 分钟后还没有缓解，再考虑注射的方案。

经过胃复安口服，小虎暂时没有呕吐，随后口服了山莨菪碱，小虎的脸色逐渐转好，说明我们的方案奏效了。

后来我分析，胃痉挛时胃肠道处于应激状态，很敏感，而山莨菪碱刺激了胃肠道，引起了呕吐，所以先用胃复安的方案是比较合理的。

✻ 中医止痛急救穴：合谷穴、内关穴

因为疼痛，小虎的手一直不敢离开肚子。我抓起他的手，顺手用大拇指抓在他右手的虎口——合谷穴进行点按。由于是胃脘不适，我还加按了内关穴。

合谷穴位于第 2 掌骨桡侧中点，取穴时，左手展开，右手大拇指第 1 横纹与左手大拇指和食指间重合，这时候右手的大拇指按压的部位就是合谷穴。

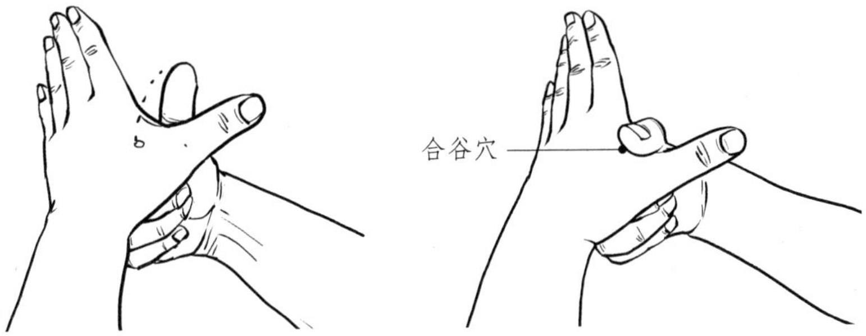

用拇指来按压、点揉合谷穴，可以缓解疼痛，这是中医有效的小办法，不仅可以治疗别人，还可以应对自己的疼痛不适。在日常生活中，没有条件的情况下，可以试试，屡试不爽。

内关穴位于手腕掌侧，尺侧腕屈肌和桡侧腕屈肌之间。就是手腕内侧正中间，距离掌横纹大约 3 横指的距离。内关穴对于心胸及胃脘疼痛具有行气止痛的功效，也是中医急救穴位之一。

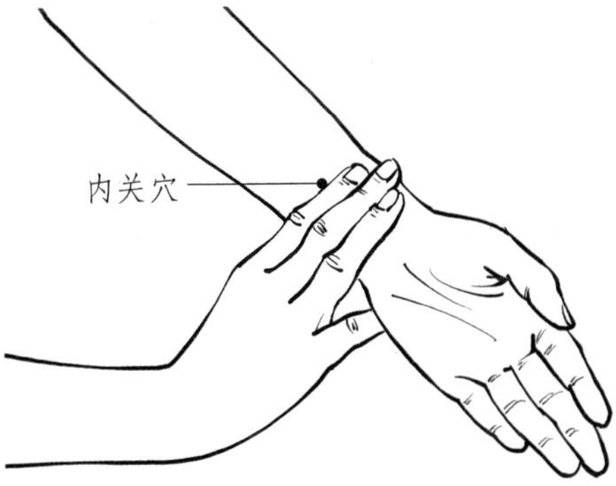

我先用右手按压小虎左手的合谷穴，3 分钟后，又用左手的拇指按住了小虎右手的内关穴。

按揉的过程中，小虎开始龇牙咧嘴，我问他：“是局部疼痛吗？”

小虎说："不仅是局部，还有涨麻的感觉向胳膊上蹿。"

这就对了，穴位按得准不准，需要被按压者的反馈，关键是光有局部疼痛是不对的，应该有放射和涨麻的感觉。

按压穴位后，小虎的疼痛迅速缓解，他还忽然不好意思地说："放了一个屁，好多了。"

火车隆隆，所以我们听不到，但大家笑了，确实很开心，因为对于消化科医生来说，放屁（排气）是非常重要的，它标志着胃肠的蠕动已经恢复，这是人体自身调节机能恢复的表现。

西医孙大夫感慨："总觉得中医是慢郎中，没想到急救还有一手。"

程大夫说："这时候还是中医好，西医总要用仪器检测之类的，中医直接上手。"

我被说得不好意思了，这是中西医合作努力的结果，很多时候，中医有不少简单有效的方法，不在医院的时候，可以用来应急，学会几个穴位，有可能会带来便利，至少可以缓解疼痛。

真相大白！几口凉水引发的急性腹痛

小虎的疼痛缓解了，我们才有时间详细询问病因。原来小虎的身体一直很好，只是近段时间一直忙于考试，不得不经常熬夜，加上最近饮食不规律，也没好好吃上一顿饭。没想到在火车上只是喝了几口凉水便引发了胃痉挛。

身体劳累、精神紧张、吃饭不规律，这些都是形成胃痉挛的基本原因，而这些因素几乎都出现在年轻人身上，主要是年轻人觉得自己身体好，平时也不太注意，导致脾胃功能下降，稍一刺激，比如喝凉水、衣服穿太少受凉，便形成痉挛。

待小虎病情逐渐平静下来后，我们留下了火车上的具体位置及联系方式，回到了自己的铺位。等我们下午 4 点之前再去“查房”，小虎已经好多了，没有再出现疼痛。他一再给我们道谢，我们心里也很高兴。随后我们还给出了医嘱：下车后避免剧烈活动，先去郑州的大医院进行 B 超等检查，进行具体诊治。

最后奉劝年轻人平时不要暴饮暴食，减少熬夜和餐后剧烈活动，避免寒凉刺激。如果真疼起来，尽快就医，同时谨记六字真言：放松，合谷，内关。

胃溃疡，分分钟可取人性命

急性腹痛虽然是“急症”，但并不是特别凶险，及时去医院排查基本上不会有什么问题。但同样作为“急症”的胃溃疡就凶险多了，胃溃疡有可能造成胃穿孔，出现上消化道大出血，从而威胁生命，不能不引起重视。

✽ 胃痛、柏油便，有怀疑过胃溃疡吗?

胃溃疡是指胃黏膜在某种情况下被胃中的消化液消化而造成的溃疡，属于消化性溃疡中的一种。除胃以外，十二指肠、食管也可发生溃疡，但胃溃疡和十二指肠溃疡最常见。

胃溃疡的发病率很高，据国外研究报道，每 10 个人中就有 1 个人患过溃疡病。而且，无论是胃溃疡还是十二指肠溃疡，都更偏爱男性，男女患病比例大概是 5∶1。

在我这些年的行医生涯中，有很多当时觉得理所当然，之后回忆起来颇有些“反胃”的经历。记得有一年，急诊收治了一位腹痛患者，因为有胃溃疡的历史，并且排过柏油便，我们希望患者能在医院里留一下大便，以便于我们观察诊断。

没错！消化科的诊断就是离不开大便。那个时候已经是中午了，我正在吃饭，患者腹痛明显，有便意，我只好端着饭盒，一边风卷残云，一般等待患者排便。

终于，在我刚吃了一大口饭时，家属奔来告诉我，患者排便了。我一边嚼着嘴里的饭，一边迅速奔向患者。患者是典型的柏油便，说明胃溃疡引起了消化道出血。我当时观察得太过于全神贯注，完全没有意识到，这口饭简直是“就着”血便的腥臭味吃下去的。

如果您经常出现胃痛和柏油便，并且胃痛又具有如下性质，那么，就要往胃溃疡上想一想了。

①疼痛部位在上腹中部，稍偏左或偏右，也就是老百姓常说的“心口疼”。

②疼痛一般不剧烈，比较轻，能够耐受，是一种隐痛、钝痛、胀痛或烧灼痛，也有患者跟我反映，是“饿得胃痛”。

③疼痛的发作与进食密切相关。多在餐后 1 小时内出现，经过 1 ~ 2 小时能够自行逐渐缓解。夜里很少会疼。

除了胃痛外，胃溃疡也会引起反酸、嗳气、烧心、腹胀、恶心、呕吐、食欲不振等消化科“通用”症状。

最后多说一句，还有 15% ~ 35% 的胃溃疡患者什么症状也没有，这些人的溃疡病要么一辈子没发现，要么体检时偶然发现（所以我说体检重要呢），要么一上来就出现胃出血、胃穿孔这些要命的并发症。

至于如何诊断胃溃疡，还用我再说吗？胃镜啊！

✽ 胃溃疡就是胃把自己给消化了

那天门诊，1 号患者是公交车司机肖师傅，他来看病的目标很明确，就是来看胃溃疡的。肖师傅一进门就递给我一份胃镜报告，上面提示他患有胃溃疡。

肖师傅问我：“大夫，我是得了胃溃疡吗？”

“对，根据你的胃镜结果，基本可以这么说。”

“以前老听同事说得了这病，没想到我也得上了，这胃溃疡到底怎么回事啊？”

“胃溃疡主要是胃黏膜被破坏，胃产生的胃酸开始消化自己的肌肉导致的。”

“什么！胃酸能消化自己？”

“当然能了，您平时吃过毛肚吧，那就是牛的胃啊，咱们能把毛肚消化了吧，能消化牛的胃，就也能消化自己的胃。”

“那别人怎么没把自己的胃消化了呀？”

“因为正常人有一个胃黏膜屏障，把胃酸挡住了。如果胃黏膜屏障遭到攻击，被破坏，那么就有可能自己消化自己了，时间长了就会形成溃疡。”

“那胃是遭到什么攻击，那个屏障才坏了呀？”

“这原因就多了，目前比较明确的是幽门螺旋杆菌感染。不过您看您这报告上写着幽门螺旋杆菌阴性，说明您没这个问题。”

“这我以前倒也感染过，后来吃药治好了。”肖师傅说，“那还有什么原因啊？”

“还有一些药物影响，比如长期服用非甾体抗炎药，就是阿司匹林、芬必得那一类解热止疼药，还有一些抗凝药物，比如华法林。”

“这些药我都没吃过。”

“还有工作劳累，紧张，饮食不规律。”

“那我肯定是这条。我们开公交的，在大马路上，拉着一车人，能不紧张吗，而且吃饭没点儿，不堵车还行，一堵车，谁知道什么时候能到总站啊。”

“对，我想这和您的病有很大关系，您刚才也说您的同事不也有很多患溃疡病的嘛。另外，您的幽门螺旋杆菌虽然清除了，但是以前感染时可能对您的胃造成了不好的影响，所以您的胃溃疡和这估计也有一定关系。”

“哦，您这么一说我明白多了。对了，大夫，我那胃镜报告上写的，我这胃里有的地方有红斑，有的是糜烂，有的是溃疡，它们有什么区别啊？”

“简单来说，就是病变的程度不同。红斑只是炎症的刺激导致的，糜烂是黏膜表面的破损，溃疡造成的损伤则超过了黏膜肌层。也就是说，红斑是最轻的，然后就是糜烂，溃疡最严重。”

十二指肠溃疡：胃溃疡比较善良的“兄弟”

“大夫，那我这病是良性的吧？不会癌变吧？”肖师傅小心翼翼地问我。

“是良性的，这您放心，但我不敢保证一定不会癌变，还是有一定癌变概率的。”

说起癌变，我想起了胃溃疡的“兄弟”十二指肠溃疡。在这一点上，它就显得厚道多了，基本不会癌变。

最开始，医学界是将胃溃疡和十二指肠溃疡作为一个疾病来看待的，因为它们的发病都是胃酸作用的结果，都好发于幽门两侧，都不易愈合、愈合后又易于复发，而且，都有可能引起出血、穿孔、幽门梗阻等并发症，都有一部分病人需要外科治疗。

但是，随着医学的发展、研究的深入，发现胃溃疡和十二指肠溃疡有很多不同之处。

首先，也是最重要的，引起溃疡的病因不同。胃溃疡的发病机制主要是胃黏膜屏障功能的减弱，十二指肠溃疡发病的主要原因是胃酸持续增高。

如果把溃疡病的发生看作一场攻与守的决斗，那么进攻一方就是胃酸，防守一方就是消化道黏膜。当胃酸打败了消化道黏膜，突破了防守的屏障，那么人就会患溃疡病；当消化道黏膜打败了胃酸，守住了防守的屏障，人就会保持健康。也就是说，胃溃疡的发生是因为防守一方减弱，而十二指肠溃疡是因为进攻一方增强。

除此之外，“兄弟俩”还有很多区别，我给大家总结了一下。

胃溃疡和十二指肠溃疡的区别

区别	胃溃疡	十二指肠溃疡
病因	胃黏膜屏障削弱	胃壁细胞增多和胃酸分泌过多
疼痛性质	①餐后 0.5 ~ 2 小时出现，经 1 ~ 2 小时胃排空后自行缓解，下次餐前自行消失 ②无夜间痛	①空腹痛，餐后 2 ~ 4 小时发作，持续至下次进餐后缓解 ②有夜间痛
发病年龄	好发于中年	好发于中青年
胃酸分泌	胃酸分泌正常或稍低于正常	胃酸分泌过高
发病季节	无季节性	好发于秋末冬初
癌变可能	有	无
治疗方法	久治不愈的顽固性胃溃疡，为防止癌变，应每半年进行一次胃镜检查，必要时行外科手术治疗	内科治疗

根据以上的介绍，能够了解到，肖师傅的胃溃疡应该积极治疗，并且定期随访，以防癌变。

胃出血和穿孔：胃溃疡两个凶恶的“儿子”

“还能变成癌啊，”肖师傅的表情有些严肃了，“那还有什么危险吗？”

“如果控制不好，还有可能造成胃出血、胃穿孔、幽门梗阻……”我话还没说完，肖师傅的脸色已经非常难看了。不是我非要吓唬肖师傅，临床上我见过太多胃溃疡控制不良导致的严重后果。

✲吐血了！胃溃疡引起胃出血是常有的事

我正给肖师傅讲着，门被护士阿娟撞开了，她喊着：“李大夫，先看看门口这位吧，吐血啦！”

我赶紧到门口，扶患者上诊疗床躺下，然后迅速到门口“勘查现场”：地下一摊咖啡色呕吐物。护士的判断没错，要不是这人刚喝了咖啡，那肯定就是吐血了。因为血的主要成分血红蛋白在遇到胃酸时会变成棕褐色，看起来就像是咖啡。当然，如果出血量很大、很多，那吐出来的就直接是鲜红的血了。

勘查完现场，我马不停蹄地回到诊室，一边叫着“家属呢？阿娟，快把家属找来”，一边迅速对患者进行腹部触诊，显示有明显的上腹部压痛。

护士带家属走了进来，我一边交代护士赶紧给患者测个血压，一边问家属：“之前得过什么病，知道吗？”

站在一旁的人好像是患者的妻子，对我说：“平时身体挺好的，就是经常熬夜，好像有胃溃疡。”

其实，疾病的发生主要还是不良生活习惯的长期积累。熬夜是一个非常不好的习惯，长期熬夜会引起神经内分泌紊乱，进而通过一些神经递质来影响胃酸的分泌。所以，按时作息很重要。

我继续问：“最近有什么不舒服吗？”

“就是老说肚子疼，对了，昨天还喝酒来着。”

说起喝酒，我不禁想起黄宏在小品里说自己把岳父的胃喝出了胃出血，这还真不是艺术的夸张，确实有这样的情况。大量酒精的刺激，对胃黏膜的破坏极大，导致胃酸突破胃黏膜屏障，引起急性溃疡。而长期酒精刺激，会导致胃酸长时间分泌异常，必然导致溃疡的发生。

“血压 90/60。”这时候护士量完患者的血压，向我报告。

“平时血压怎样？”我问家属的语气显然很急。

看到我着急，家属也有些紧张了，忙说：“平时稍微有点高血压。”

90/60 毫米汞柱是正常血压的低限。如果出血，身体血容量下降，首先就会出现头晕，进而血压会下降。如果平时就很低，那没有关系，如果平时血压高，而现在接近低限，那么，很有可能说明出血量已经不小，要防止下一步出现失血性休克。

“最近大便怎么样？什么颜色？”虽然病情比较紧急，但该问的还得问，只是我的语速不自觉加快了许多。

“一天要去卫生间好几次，刚大便完，又感觉要拉了，好像大便颜色发黑。今天早晨疼得不得了，所以就来这里了……”

由于胃出血经过消化道，大部分会被消化吸收，就会让大便变成柏油样的黑亮颜色。

现在所有的证据都指向了一个疾病，就是胃溃疡引起的胃出血。

“病人需要住院观察治疗，”我一边迅速开出住院单，一边简单交代病情，“可能是消化性溃疡出血”。

随后，我一方面请护士陪他们去住院部，一方面赶紧给住院部的值班护士打电话，让值班医生引起重视，准备安排急诊胃镜，并做好胃出血的各种诊疗措施准备。

患者刚大便完，但迅速又有了便意，提示患者可能在急性出血。想到这一点，我不放心，又给病房值班护士打了一个电话，告诉他们：“记得观察一下大便。”这使我不由得想起以前守着患者大便吃饭的岁月。

✲胃穿孔！别废话，赶紧上医院

处理完胃出血的患者，我脑中闪现出了前几天同学的父亲胃穿孔的情形。

做医生，就没有完全的休息时间，周末也经常被“骚扰”，每个医生都会平静地承担这些。

各路亲朋好友经常会在电话里向我咨询各种病情，往往是他们诉说了半天，我却只有只言片语。不是我冷漠，而是我已经司空见惯，我不会因为一个小小的感冒就嘘寒问暖半天，反而会数落你的无病呻吟。我更不会说：“快来我这里治疗吧，一定妙手回春，药到病除。”我会告诉你怎样自己恢复，这才是健康的王道。

虽然我的话不多，但我问的肯定是关键问题，我不需要不懂医理的人絮叨的“一盘散沙”，我需要能给我提供清晰诊疗思路的“证据”。

志国是我的初中兼高中同学，我俩关系非常要好。上个周末，我都快睡觉了，他给我打来电话。

“老同学，我爸肚子疼得睡不着，你说应该吃点什么药？”

我一听这话心中就十分不快，这都是老同学了，我都科普多少回了，他还是“哪疼吃啥药”这个思路。看来这医学科普之路还是任重道远。

好吧，我还是先问他最基本的几个问题：“你爸疼了多长时间了？什么时候开始疼的？具体哪里疼？疼痛有什么规律吗？有过缓解吗？怎么样缓解的？”

“疼了有一星期了，就是肋骨下面疼，主要是晚上疼，经常疼醒，疼得出汗，吃了药都不管用。”

“都一星期了,怎么不早点给我打电话！”我记得他父亲原来是厂长，很能抽烟喝酒，以前好像就有胃溃疡的病史。

有溃疡病史，并且有长期的不良嗜好，以及工作节奏快，考虑溃疡复发的可能性大。并且，溃疡后出现突发疼痛，有可能是穿孔。根据同学父亲的情况，初步判断，有可能是胃溃疡出血，甚至胃穿孔。

我对志国说：“这种情况，必须当面给你父亲诊断，上班时间你怎么不来找我？”

“没太重视，一直想找你看看，都没抽出时间来。这不，越来越严重了。”

“这你还不重视！还想等什么时候啊！”我一边骂着志国，脑中一边飞速运转，回忆他家周边有哪些大医院可以现在去看急诊，“你住在南城吧，先去附近三甲挂个急诊吧。稳定下来，尽快查个胃镜。”

“这么晚了，不想去了，你先告诉我一些止痛措施，过两天我再找你去。”

气死我了！老同学怎么这么糊涂呢！之前我都给他讲过了，如果胃出血比较严重或者胃穿孔很大的话，很可能会引起失血性休克，危及生命。血流到腹腔里，还有可能引起感染，造成感染性休克。尤其是穿孔比较大时，出血比较多，需要内外科联合进行抢救。所以越早处理越好，拖得时间越久，身体机能下降越多。这耗的不是时间，是命啊！

看来这老同学不骂是不行了：“我跟你说啊，要是老爷子真是胃穿孔了，你就拖吧，有生命危险，到时候你小子吃不了兜着走！”

志国一听这话，害怕了，忙说：“好，我现在就走，”然后又补充一句，“可老爷子现在疼得厉害，能不能先吃点止疼药？”

“我劝你还是快去急诊看一下，先不要吃止痛药，因为现在情况还不太明确，就算吃上解痉药，也不一定有效。还是赶紧到医院明确诊断，对症治疗好。”

志国把电话挂了，听我的话，带父亲看病去了。3天后，他的电话又来了。

“你爸情况怎么样？”我问他。

“幸亏去了医院，我爸是胃穿孔！”

我现在的心情很矛盾，既因为推断得准确而隐隐有些高兴，又因为同学父亲所受的病痛折磨而感到心里很难受。我忙问：“现在好点没有？”

“现在好多了，多亏了协和！”

“你在协和看的？协和好像不是离你们家最近啊。”

“没先去协和，先去了离家近的一个三甲医院，拍了片子，化验了血。大夫说没啥问题，但是我爸吃了药还是疼，我不放心，第2天又带老爷子去了协和，协和看的小大夫拿不准，请了领导来，这回终于清楚了，就是胃穿孔，当下就做了手术，好像说有个钢镚大的窟窿，给缝上了……”

说了半天，最后，志国总结说：“还是协和的大夫有水平，另一家医院的医生都没怎么看。”

患者总是记得被治好的情景、被诊断明确的情景，却不理解之前的观察与诊断过程。我有必要为前一家医院正正名。“其实，协和水平确实很高，但也不能埋没前面那家医院的功劳啊！”

“他们没诊断出来啊！”

“到了协和，你是不是把之前所有的检查结果和病历给了协和的大夫？”

“对，是的。”

“倒霉医生看病头，幸运医生看病尾。诊疗是一个推断的过程，有的病症和表现是逐渐明确的。也许，去第一家医院时还没有穿孔，只是胃溃疡引起的疼痛，等到达协和时发生了穿孔，马上被医生抓住了。所以，前面诊疗的过程和记录，也是非常重要的，也许你在头一家医院多待一段时间，最终诊断和治疗也是一样的。就好像你吃了 7 个烧饼饱了，你能说前 6 个都没用吗？”

“哦，那我明白了，是我太着急了，总想着快点让我爸好起来。”

患者往往是只问结果，不管过程的。我希望患者能给自己和大夫一点时间，不是什么病都能一看就知道症结所在的，也不是用了什么药，就能立刻妙手回春的。

趁机，我再次教育志国：“你看，当面诊疗还是非常重要的吧，如果能看到当时的场景，并进行腹部检查，与随便在电话里面说说是不一样的，所以，对于父母的健康一定要重视啊。有病别废话，赶紧送医院。”

“是啊，我爸这次快吓死我了，以后我一定会注意，再也不拖了。

你看你啥时候有时间，我带我爸去你那里吃点中药调理一下。”

“吃中药还在其次，关键生活上得注意，说到底穿孔是溃疡引起的，以后要小心别让溃疡犯病。”

“那都小心点什么呀？”

这时我已经走到了手术室，没时间详细解释了，我对志国说：“回头我去病房看看老爷子，和你细说啊！”

西药猛于虎？别吓自己了

✿ 一半以上的消化性溃疡，可以用黄芪建中汤治疗

听我介绍了胃出血和胃穿孔，肖师傅倒吸了一口凉气，立刻跟我说：“大夫，这病您可得给我好好治治。”

“我一定尽力，您跟我说说，现在有什么症状啊？”

“最难受的是肚子疼，一阵一阵的，吃了饭不舒服。”

“有没有反酸、烧心？”

“之前有，最近少多了。”

“平时饮食上有什么习惯吗？”

“嗯，平时喜欢吃口热乎的，我吃不了凉的，吃了就难受。”

“那肚子胀不胀？有没有排气？”

“经常肚子胀，放屁比较少。”

“是啊，您成天坐着开车，很容易腹胀。大便成形吗？”

“不成形，总是稀糊糊，有时候一天好几次。”

从肖师傅的话来看，喜欢吃热，而且腹胀，大便偏稀，都是身体内有寒的表现，结合病变在胃，中医认为属于脾胃虚寒。

我又对肖师傅进行了舌诊和脉诊，舌红苔薄白，脉沉细，更验证了脾胃虚寒的诊断。

一般来说，对于脾胃虚寒的消化性溃疡患者，中医首先会要求他准时吃饭，但对于公交司机肖师傅来说，这显然强人所难。于是重点就是药物治疗。

我对肖师傅说:“肖师傅，您的疾病诊断明确，属于胃溃疡的活动期。之前有过幽门螺旋杆菌感染，但这次结果显示已经杀灭，所以，这个病因已经祛除了，没有愈合的溃疡经过 2 个月的抑制胃酸治疗就会恢复的。目前您反酸、烧心的症状不明显，说明胃酸分泌并不旺盛。我建议您现在以汤药治疗为主，西药治疗为辅。”

“好的，我听您的。您说怎么治就怎么治。”

“我给您开点汤药，治胃溃疡效果特别好。”

大约一半以上的消化性溃疡，可以用黄芪建中汤治疗，主要证型就是脾胃虚寒。黄芪建中汤可以健脾益气温胃，保护胃黏膜，促进胃肠的修复能力。如果实在没办法吃汤药的话，也可以使用小建中胶囊和参苓白术颗粒进行综合调理。

✿“胃痛嚼一嚼，立刻就舒服”？

“那我吃您的汤药，之前吃的西药还吃吗？”

“有一些还是需要吃的。”

针对活动性溃疡，我们需要使用降低胃内酸度的药物。按作用途径主要有 2 大类：一类是中和胃酸的药物，如氢氧化铝、氧化镁、复方胃舒平、乐得胃等；另一类是抑制胃酸分泌的药物，主要指 H2 受体阻滞剂和质子泵抑制剂。中和胃酸的药物力量最轻；H2 受体阻滞剂就是常用的法莫替丁、雷尼替丁等，力量中等；质子泵抑制剂最强。

“我给您开一些抑制胃酸的药，先用力量最强的，吃 2 周，到时候您再来换药，换成中等力量的。”我边说边开了雷贝拉唑的处方。

“那大夫，这两星期我就天天得吃西药啊？不难受了还得吃啊？”

一听这话，就知道肖师傅对西药有些偏见。很多西药是有副作用，但完全没到“西药猛于虎”的地步。比如电视广告里常见的“达喜”，就是铝碳酸镁，作用就是在胃表面涂了一层膜，保护胃黏膜的，是非常安全平和的，不会被血液吸收，也没有肝肾毒性，比很多中药都安全，安全系数接近食物。所以，合理使用西药很有必要，关键是要了解，不偏听偏信。

刚才说到药品广告，我真是深恶痛绝。“胃痛嚼一嚼，立刻就舒服”，哪有那么简单的事情。胃痛是痉挛引起的，还是溃疡引起的，啥都没有搞清楚，就吃上一片药，这不是稀里糊涂瞎治吗？其实，许多老百姓已经明白了，生病应该看大夫，但又嫌看大夫太麻烦，大家还是喜欢去药店买点药吃。一边小心翼翼地看着说明书，一边心里七上八下地吃进去，您真的肯定自己吃的药对自己有用，而不是害了自己吗？我劝大家，没有医生明确诊断的话，宁可不用药，让自身功能慢慢修复最好。当然了，还是应该及早看医生。

我跟肖师傅解释："药丸可不是糖豆，不能想吃就吃，想停就停，一吃上就应该规律服用2周，要不然病情容易反复。而且这药很安全，不良反应很少的。"

"那既然是很安全的，我就一直吃着呗，干吗还换呢，怪麻烦的。"

"安全也是药啊，也不是说一直吃着就好。这个药因为会抑制胃酸，相当于削弱了一部分胃液的功能，消化就差了。所以，吃2周药，我得给您调一调，换弱一点的药。而且，中药方子也得调啊。"

"哦，那大夫，我之前吃的那个吗丁啉还吃吗？"

"那是促胃动力药，缓解腹胀用的，那个你可以不吃了，我给你开的汤药里就有健脾理气的药，吃了之后你的腹胀会好很多的。"

"那太好了，那大夫，我这病什么时候能好啊？"

"按时吃药，尽量按时吃饭，过1个月，应该就恢复得差不多了。"

肖师傅听说1个月就能好，开开心心地就出门了。

✽ 小心翼翼的治疗平衡——心血管病合并胃溃疡的治疗

肖师傅刚刚出门，护士阿娟又把门推开了，带着身着病号服的2号患者。这是住院患者来门诊"会诊"了。

我看了一下面前的会诊单，2号是心内科的患者。他的主要问题在于冠心病，血脂高，有不稳定型心绞痛。如果只是这些，心内科不会找我来会诊，关键是患者还有胃溃疡。

因为对于心血管病，最怕血管"堵了"，所以就要用药来"疏通"，"疏通"用的就是非甾体抗炎药，如阿司匹林，这药咱们前面提过，是引起消化性溃疡的原因之一，同时也是消化性溃疡患者的禁忌之一。

现在，用阿司匹林吧，怕患者溃疡出血，不用吧，又怕心梗、脑梗，这里面的矛盾可把心内科愁坏了，烫手山芋就给了我。

我看了患者的胃镜和病理报告，显示溃疡面并不是很大。

“最近有反酸、烧心吗？”我问患者。

“有一些，很少，之前有过比较严重的时候。”

“服用阿司匹林后感觉有什么变化吗？”

“吃了一段时间阿司匹林之后，有时候胃痛和反酸，还有时候烧心。”

2 号患者的病在消化科应该属于非甾体抗炎药相关性溃疡，需要用胃黏膜保护剂和抗酸药同时使用，来防止溃疡进一步扩大，使用抗酸药的时间相对要长一些，在溃疡愈合后仍应适当维持治疗。

“根据您的病情，首先应该使用肠溶阿司匹林，肠溶片到了肠道以后才溶解，因此能够减轻对胃黏膜的刺激。然后我再给您加 2 种药。一个是枸橼酸泌钾，这是保护胃黏膜的；另一个是法莫替丁，这是抑制胃酸的。这样，您的溃疡应该能控制住。”我一边和患者交代一边写着处方，“先这么吃 2 个月啊，2 个月后您应该已经出院了，别忘了再来找我，我看情况，是不是用中药来帮您保护胃黏膜。”

患者走后，我深深叹了一口气，临床上遇到的矛盾随处可见，平衡在用药与不用之间，需要更多的思考，对于不同的消化性溃疡的诊治，还需要逢山开路，遇水架桥。

医生更看好能“管住嘴”的溃疡患者

✽饮食红榜

烹饪方式以蒸、烧、炒、炖等为主。应选择易消化，含足够能量、蛋白质的食物，如稀饭、细面条、奶、软米饭、豆浆、鸡蛋、瘦肉、豆腐和豆制品；还应选择富含维生素 A、维生素 C 和 B 族维生素的食物，如新鲜蔬菜和水果等。这些食物可以增强机体抵抗力，有助于修复受损的组织和促进溃疡愈合。同时吃饭定时定量，细嚼慢咽，保持精神愉快。

脾胃虚寒的胃溃疡患者，可适当多吃偏热性的食物，例如羊肉、核桃等。为避免大便干燥，可吃些琼脂、香蕉、蜂蜜等能润肠的食物。

✽饮食黑榜

煎、炸、烟熏等方式烹制的菜不易消化，在胃内停留时间较长，影响溃疡面的愈合。

含粗纤维较多的芹菜、韭菜、豆芽、腊肉、鱼干及各种粗粮，不仅粗糙不易消化，而且还会引起胃液大量分泌，加重胃的负担。

饮酒、浓茶和咖啡会刺激胃黏膜。特别是酒，它其中的乙醇可以直接刺激胃肠黏膜，使溃疡恶化。

冰冻和过热饮食会刺激胃黏膜。

酸辣、过咸以及含大量味精的食物会刺激胃酸分泌，加重溃疡。

长期以来，牛奶一直被视为极佳的胃酸缓冲剂，可用来缓解溃疡疼痛。但现在牛奶的反效果已经被证实。它虽可暂时缓冲胃酸，但稍后，牛奶里的钙和蛋白质会刺激更多的胃酸分泌，使胃更不舒服。

第六章

CHAPTER 06

幽门螺旋杆菌感染：一撮小细菌，搅乱了整个消化道

幽门螺旋杆菌是一种传染性非常强的细菌，尤其在中国，不分餐制的饮食文化为幽门螺旋杆菌的互相传染提供了便利的条件。如果感染了幽门螺旋杆菌，并伴有消化不良、反酸、烧心等消化道不适症状，建议在医生的指导下进行根除治疗。

整个治疗过程并不轻松，药品种类多、苦到难以下咽，服药时间必须严格遵守……即便如此，你也必须全盘照做。因为你不严阵以待，幽门螺旋杆菌就会卷土重来。

世界上 50% 的人都有幽门螺旋杆菌感染

一天早晨，我正准备出门，邻居老周就拿着一个装订精美的册子把我拦住了，说："李大夫，打扰你一下，能不能帮我看看这个紫色的大乌贼是什么意思？"

什么大乌贼？我感到很奇怪，赶紧接过老周手中的册子一看，原来是一本体检报告。老周指给我看的地方画着幽门螺旋杆菌在电镜下的形态，还真像一个大乌贼，旁边还有温馨提示：幽门螺旋杆菌感染可能导致消化不良、十二指肠溃疡、慢性胃炎，甚至胃癌，请到消化专科进行诊治。

现在人的健康意识都提高了，越来越多的人开始自觉地进行健康体检，但估计就是体检报告上这个温馨提示把老周吓到了吧。

果然，老周对我说："李大夫，我看报告上说得挺严重的，我会不会是胃癌啊，这两天把我吓得够呛。"

"别担心，在世界范围内，幽门螺旋杆菌的感染率接近 50% 呢。也就是说世界上有一半的人跟您一样，得胃癌的哪能有那么多人啊！幽门螺旋杆菌感染确实和消化道疾病有关系，和胃癌也有关系，但真发展成胃癌的非常少。大部分人就是携带，也不发病，或者引起一些良性的胃病。”

听我这么一说，老周脸上的表情马上就轻松了，说：“哎哟李大夫，幸亏问了问你，那什么，你先忙，晚上要有空的话，我能再跟你请教请教吗？”

“行啊！晚上我给您细说。”普及医学知识也是我们做医生的责任，我爽快地答应了。

呼口气，就知道有没有感染

晚上老周来到我家，一进门就说：“李大夫，你说我感染了这个东西，怎么我自己一点没注意到呢？我也真够大意的。”

“这也怪不得您，别说您，就是我，如果不看您的体检报告，我也不敢肯定您是不是感染了幽门螺旋杆菌。”

“你们专业大夫也不行？”

“不行。”

老周摇摇头，说：“不过自从拿到这个报告之后吧，我自己琢磨，我平时这肠胃还真有点不舒服。”

“怎么个不舒服法？您说说。”

“吃完饭肚子胀，感觉不消化，时不时还反酸、嗳气。”

“大便怎么样？有没有不消化的食物？”

“有，有时候有不消化的菜叶。”

“如果您没拿着体检报告，因为这些症状找我看病，我会初步诊断为消化不良，或者胃食管反流病，只能怀疑有幽门螺旋杆菌感染，不能下结论。”

“为啥？我看报告上不是写着幽门螺旋杆菌感染就是会引起消化不良之类的疾病吗？”

“对，幽门螺旋杆菌感染是有可能引起一系列消化道疾病，这些疾病又会引起反酸、嗳气这些症状。但问题是，有些人没有幽门螺旋杆菌，也会得这些病，症状都是一样的，所以不做专门的检查，我们也区分不了。”

“哦，这么回事。”老周有些明白了。

“何况，还有些人即便感染了幽门螺旋杆菌，也没什么特别的不舒服，那神仙也看不出来啊。”

“照你这么说，要想知道自己有没有感染，还就得靠体检啦？”

“对！这就是体检的重要性！”

我进一步给老周解释，体检常用碳 13 和碳 14 呼气试验。这是咱们老百姓喜闻乐见的检查方式，没有创伤，没有痛苦，不用做胃镜，对着袋子吹三口气就行了。这不仅是常用的筛查方式，也是在幽门螺旋杆菌根治术后，医院选用的复查方法，准确性非常高。

除碳 13 和碳 14 呼气试验外，体检中心可能还会采用抽血检测幽门螺旋杆菌抗体及化验大便的方式来发现幽门螺旋杆菌感染，但准确性不太高。

在临床中，检测幽门螺旋杆菌还有一些有创的方式，比如做胃镜。

包括快速尿素酶试验、病理组织切片染色、胃黏膜细菌培养等，这些检查基本都是在做胃镜时顺带着做的。

不少患者患慢性胃病很多年，用了 2 种检测方法相互印证，那就应该是确诊了，也是最准确的方法。

小心！唾液有“毒”

✽ 一人感染，全家检查

“这个幽门螺旋杆菌会不会传染啊？我父母、爱人和孩子，每天和我一起吃饭，他们用不用也检查一下？”

“用！非常有必要。幽门螺旋杆菌主要存在于你的胃、口腔和粪便之中，如果你身上携带的细菌有机会到达别人的口中，就有可能感染。”

“那完了，我们家吃饭从来没用过公筷公勺，他们是不是已经都感染啦？”

“先别担心，也不一定。就像感冒流行的时候，也不是所有人都生病。细菌进到身体里，很多人能把它清除，不会感染。给您举个例子，前段时间我父母也去体检了，结果幽门螺旋杆菌我妈是阳性，我爸却是阴性。我妈经常把剩下的饭给我爸吃，他们在一起生活那么多年了，却是一个感染一个不感染。所以说凡事都没有绝对的。”

“哎呀，这我放心多了。”

“您也别松心，第一，回家立刻推行公筷；第二，让一家老小都赶紧检查去。”

✲ 把饭菜嚼碎了喂孩子是在害孩子

“好好！”老周突然想起什么，又问，“我孩子还小，吃饭不会嚼，我媳妇儿总是先给嚼碎了，再喂我孩子，这样是不是不好？”

“当然不好了！而且非常不好！这样不仅有可能传染幽门螺旋杆菌，还有可能传染牙周炎等其他疾病，而且丢失了食物原本的营养，不利于孩子的发育。你们可以使用研磨器，把食物碾碎后再给孩子吃，千万别图省事。”

“明白了！我明天去看病，让他们都去检查！”老周说完就告辞了。

✲ 亲密接触也会传播幽门螺旋杆菌

老周问我的，都是十分常见的问题，他担心的传播途径也是非常普通的途径。

我还有一位患者小玉，问我的问题可敏感多了。

小玉是我见到过的最瘦的患者，年纪轻轻就出现了胃癌前病变，并且感染了幽门螺旋杆菌。她出现在我面前时显得新潮时尚、活泼大方，因为在国外生活多年，小玉的思想和举止都比较开放，提问题也比较简单直接，即使是涉及隐私，也如实相告，没有丝毫扭捏之情。

“李大夫，我想问问，性生活会传染幽门螺旋杆菌吗？”小玉开门见山地问我。她对自己如何感染的幽门螺旋杆菌非常感兴趣，因为她出国前检查还是阴性，现在却是阳性了。

面对如此坦诚的患者，我一个大夫当然没有理由不好意思。我略微想了一下说：“还是有可能的，毕竟会有接吻嘛。至于性接触，因为不涉及消化道，所以不会传播的。”

我的回答小玉显然不满意，又问：“那比较新颖的性接触呢？”

“新颖？”

“比如，口交？如果不小心吞食了精液，会感染吗？”

“不会，”我组织了一下措辞，“精液里不含幽门螺旋杆菌，所以不会。”

“那要是还有其他方式呢？”

“还有其他方式？”我有点不淡定了。

“比如肛交？”

“理论上也不会，”我一边说着，一边回忆起她刚刚说还有口交，马上改口说，“但要注意顺序。”

“那如果先肛交再口交，就有可能吧？”

“是啊。”我给小玉解释了一下粪－口传播途径。当时，我感觉不是我在给患者讲解医学知识，而是患者给我上了一课啊。以前只是想到粪便排出体外，不小心污染了食物之类的，然后再感染，那天才知道还能有这样的粪－口传播途径啊。

但再仔细想一下，细节还是有些问题：无论肛交还是口交，接触的都只有小玉一个人啊，她不应该自己感染自己啊。

小玉接下来的话让我彻底凌乱了。原来她的男友是个双性恋，他们曾经试过非常混乱的性交方式，男友在与他人肛交后的短时间内，又与小玉口交。在那之后，小玉渐渐感到消化功能下降了。

我感谢小玉的信任和不隐瞒病史的直言不讳，能回溯准确并大胆描述细节，但我还是不得不嘱咐她：“注意安全，这样有可能传播很多疾病的。另外，你现在需要对幽门螺旋杆菌进行根除，在治疗期间，别再进行特别的亲密接触了。”

伴“菌”如伴虎

“我现在确定感染了，下一步怎么办呢？”老周非常关心这个问题。

“像您这样，有一些消化道疾病的症状，我建议还是尽快做个胃镜，明确诊断，别让医生猜您到底是什么病。然后，根据您的病情，一方面做幽门螺旋杆菌根治，一方面治疗消化道疾病。”

“幽门螺旋杆菌必须要根治吗？”

“当然了，伴‘菌’如伴虎啊！”我在纸上写下了“溃疡，胃炎→胃癌前病变→胃癌”，对老周讲解说，“这是一条疾病发展之路，幽门螺旋杆菌在疾病的发展过程中起到推波助澜的作用，它可以引起消化道病变，或者使已有的病变进一步加重。”

看到老周频频点头，我继续说：“您现在已经有了反酸、嗳气的症状了，说明在您和幽门螺旋杆菌较量的第一回合，它赢了，您要是不请点外援，让它这么一路赢下去，可就危险喽！”

“别别，我请，明天我就上医院。”

“这就对了，对您来说，杀灭幽门螺旋杆菌，可以让消化道里的病变痊愈，减少胃癌发病的可能性，而且还能改善您现在的症状。幽门螺旋杆菌没了，您的反酸也没了，嗳气也没了，菜叶子也能消化了，多好！”

首先，我们来看看强烈推荐做幽门螺旋杆菌根除的 2 种情况和推荐做根除的 10 种情况。

推荐做幽门螺旋杆菌根除的情况

情况	推荐级别
消化性溃疡，无论是否活动及有无并发症	强烈推荐
胃黏膜相关淋巴组织淋巴瘤	强烈推荐
慢性胃炎伴消化不良	推荐
慢性胃炎伴胃黏膜萎缩、糜烂	推荐
早期胃肿瘤已行内镜下切除或进行胃次全切除术	推荐
长期服用质子泵抑制剂	推荐
有胃癌家族史	推荐
计划长期服用非甾体抗炎药，包括低剂量阿司匹林	推荐
不明原因的缺铁性贫血	推荐
特发性血小板减少性紫癜	推荐
其他幽门螺旋杆菌相关性疾病，如淋巴细胞性胃炎、增生性胃息肉等	推荐
个人要求治疗	推荐

如果自身情况在上述推荐治疗的范围内，那么我还是建议积极进行幽门螺旋杆菌根除治疗，这样能获得不少健康收益。

①促进消化性溃疡愈合，显著降低复发率，彻底治愈大部分消化性溃疡。

②治疗胃黏膜相关淋巴组织淋巴瘤（一种少见的恶性胃部肿瘤），杀灭幽门螺旋杆菌是低级别胃黏膜相关淋巴组织淋巴瘤的最主要的治疗方案。

③治疗幽门螺旋杆菌阳性的消化不良，预防溃疡及胃癌。（老周的

情况就是幽门螺旋杆菌阳性的消化不良，如果杀灭了幽门螺旋杆菌，那么消化不良很可能不用管它就自然会好，但如果放任幽门螺旋杆菌感染，也有可能会发展成溃疡甚至胃癌。）

④阻断或者延缓胃黏膜从糜烂到萎缩再到肠上皮化生等癌前病变的过程，让炎症不发展成胃癌。

⑤对于胃癌前病变——高级别的上皮内瘤变（异型增生），根除幽门螺旋杆菌可以阻断癌前病变向胃癌的进程。

⑥避免长期服用质子泵抑制剂带来的不良反应。

⑦对于有胃癌家族史的患者，可以降低胃癌发病率。

⑧对于由于其他疾病不得不长期服用阿司匹林等非甾体抗炎药的患者，可以减少不良反应。

⑨有可能增加血红蛋白水平，治疗一些胃外疾病。

⑩打消感染者顾虑，减轻相关症状。

但最新一次关于幽门螺旋杆菌感染的“华山论剑”给出了新的治疗指南：在一些情况下，幽门螺旋杆菌要格杀勿论，绝不留情，但除此之外，政策变得比较怀柔，可以暂时不杀，带着它。

最近有些谈幽门螺旋杆菌色变。其实很多健康的长寿老人，身体里会有胆囊息肉、甲状腺结节、乳腺增生等，他们就带着这些小毛病健康平安地过了一辈子；也有很多人带着幽门螺旋杆菌生活了一辈子，也没有发展出什么严重的疾病。

为了避免过度治疗，包括幽门螺旋杆菌感染在内，这些小毛病统一的最佳治疗方案就是：定期监测监测的内容及频率，需要视情况而定。

手法够狠，才能杀死幽门螺旋杆菌

幽门螺旋杆菌根治术的经典方案是三联疗法，后来发展出四联疗法及序贯疗法。三联疗法由于使用较早，耐药较多，现在已经基本退出了历史舞台，但这个经典治疗方案是一切治疗幽门螺旋杆菌感染的方案的鼻祖和基础。后来，由三联疗法衍生出了四联疗法，多了能保护胃黏膜的药，据说可以提高疗效。

后来国外又开发了序贯疗法，把不同的抗生素分为2个阶段服用，就像是接力棒，把杀菌的力量传递下去。序贯疗法与四联疗法的用药种类和疗程相同，疗效相似，但用药量少，对胃的刺激少，发生药物不良反应的概率低。所以，在诊疗中，我一般会使用序贯疗法。

在门诊时常见到有患者拿着处方，却不知道该如何使用，这时候一定要询问医生，千万别自己瞎猜，否则可能会影响药效的发挥。

为了避免发生患者不会服药的情况，我打印了一些服药方法细节的纸条，发给我的患者。老周和小玉都采用序贯疗法治疗，他们都收到了我的“温馨”小纸条。

幽门螺旋杆菌感染服药提醒

药名	类型	用量	次数 / 天	早	晚	餐前 / 后
前 7 天						
雷贝拉唑钠肠溶片	抗酸药	1 片（20 毫克）	2 次	6 点	6 点	餐前
阿莫西林	抗生素	2 片（1 克）	2 次	8 点	8 点	餐后
后 7 天						
雷贝拉唑钠肠溶片	抗酸药	1 片（20 毫克）	2 次	6 点	6 点	餐前
克拉霉素分散片	抗生素	2 片（0.5 克）	2 次	8 点	8 点	餐后
替硝唑	抗生素	1 片（0.5 克）	2 次	8 点	8 点	餐后

正确服用药物可以说是根除幽门螺旋杆菌的关键。医生开出正确的药物并非就已经大功告成，患者能够正确服药，才是治疗成功的关键。怎样才能让患者明白、正确地吃药呢？这个问题我曾经琢磨再三。门诊的患者众多，真希望和每一位患者及家属好好聊聊，越深入的交流，就会带来越准确的判断。可是现实总是让人力不从心，很多很重要的话来不及交代给患者。

于是，我给患者准备了这种用药指导小纸条，并在我的“好大夫在线”上写出正确服药的方法，把网址告诉患者，让他们回家阅读。这样一方面节约了医患双方的时间，另一方面也让患者有地方查找，不至于转身忘记。

同时我建立了网站，利于患者咨询和医生掌握用药后的情况。虽然我的工作量有所增加，总是要利用休息时间见缝插针地为患者答疑解惑，但给患者就医带来了便利，诊疗的效果更好。而且，通过这些小细节，患者更信任我了，这种信任，是一种无形的“治愈力”，能让患者的病情恢复得更快、更好。

小玉拿到处方说：“呀，要早上 6 点就起来吃药啊，我能不能晚点吃？”

我一脸严肃地说：“就算是按照标准严格执行，也有可能杀灭不了，如果不按标准执行，就更难了，所以，要严格按时按量服用药物，不得有误。”

小玉继续跟我讨价还价：“我想睡懒觉，能不能 7 点吃啊？”

虽然这是原则问题，不能讨价还价，但道理还是要给患者耐心讲明白：“这些药物都是 1 天用药 2 次，所以，根据药物在身体中的分布和在血液中的代谢，2 次服药需要间隔 12 小时，如果你早晨 7 点吃，晚上也得 7 点吃。这样一来，吃饭的时间就要推后了。”

“哦，我明白了，就是说，我要是 9 点起来再吃药，那么，晚上也是 9 点吃对吧？”

“是的，理论上是这样，那样的话，你服药半小时后，也就是 9 点半才吃晚饭，吃完饭 10 点，你得等到 10 点半，甚至 11 点才能吃另一种药，那就太晚了，影响睡眠。这是我综合考虑后为患者设定的时间，在这个时间服药是最好的。早晨 6 点和 8 点服药是我根据吃早餐的时间来设定的，有时候，患者不明白间隔 12 小时服药的道理，于是我就把这个时间固定化了，这样你听我的，固定这个点吃药就没问题的。”

“那好吧，我听您的。”小玉想通了。

本着以人为本的精神，我想小玉已经理解了间隔 12 小时服药的原则，就特批她：“刚才你说的，整体推后 1 小时也是可以的，不能再推了！”

“太好了，就这么吃。”小玉这回答应得特痛快，但新问题又来了，“对了，能不能一气儿都吃了，还分餐前餐后，多麻烦啊！”

“这也是根据药物的作用机制来的。餐前服用的药物，只有在餐前吃，效果才好，才能达到抑制胃酸的目的，进而帮助形成灭菌的环境，为抗生素的使用奠定基础。而进餐后使用抗生素，一方面是为了避免对胃肠道的刺激，另一方面也是要等抗酸药发挥作用，才能更好地杀灭细菌。”我耐心给小玉解释完，又嘱咐一句，“另外，服药的时候可能会有不舒服，恶心、腹胀，后 7 天还可能会口苦，如果不是特别严重，不要介意，一定要坚持服用 14 天。”

“行，没问题。”小玉说完，又有新疑问了，“您的处方和别的医生不一样，尤其是 2 周的用药不同。为啥第 2 周要把阿莫西林换成克拉霉素和替硝唑呢？”

“你还观察得挺细致，这主要是出于两方面的考虑，一是阿莫西林有可能打开幽门螺旋杆菌的细胞壁，而后续的治疗就能够彻底瓦解幽门螺旋杆菌，达到根除的效果；二是这样做可以减少服药量，减轻不良反应。疗效是一样的，但你会舒服些。”

“哦，我都明白了，谢谢大夫。”

临走前，我嘱咐小玉：“停药后 1 个月别忘来复查。”

“还得做胃镜吗？”

“不用，吹气就行。”

“那太好了，不过我算了算，停药后1个月，那天我正好在国外。”

“那没事儿，那天之后，无论哪天都行。来的那天早晨空腹，不吃饭不喝水，来吹三口气，看看杀灭是否成功。”

对于感染过幽门螺旋杆菌的患者，应该在半年后再次复查，并根据不同病情调整复查频率，这也是预防幽门螺旋杆菌感染复发的有效检测手段。

纯中药治疗幽门螺旋杆菌？很难！

对于幽门螺旋杆菌，很多人都表示不愿意接受西药治疗，希望能吃中药。我的高中同学小静就是这样。

小静在我们医院接受幽门螺旋杆菌根治，她对我说：“处方里的那几个西药，我都吃过了，但效果不是很好，人还特难受。你知道吗？我来找你，就是看中你是咱们同学里唯一一个学中医的，我想吃中药，不想再吃西药了。你说说，我能不能吃中药杀灭幽门螺旋杆菌？”

我知道她一定是受了网上“纯中药治疗”的蛊惑，因为大家默认中药就一定好，一定没有副作用，还是从根儿上治疗。但作为一个负责任的中医，我很肯定地告诉她：“很遗憾，目前没有证据可以证明，单用中药可以杀灭幽门螺旋杆菌。”

“我看不是说有几种中药有杀灭幽门螺旋杆菌的作用吗？”小静仍不死心。

“你说的是黄连、蒲公英吧？只能说，根据中药药理研究，这些药物有抑制幽门螺旋杆菌的作用，但没有临床证据可以表明它们能够根除幽门螺旋杆菌。我要对你负责，只能告诉你，有明确证据证明有效的治疗方法，都是几种西药的组合疗法。你之前治疗之所以效果不佳，很可能是你的服药方式不对。”

“可我真是吃怕了西药了，吃了难受，吃不下了怎么办？”

“要说解决你这个问题，中药倒是强项。你可以考虑西药和中药一起服用，中药可以减轻西药的不良反应。也就是说，能帮你扛得住这些西药的冲击。”

这时小静的眼中闪出了期望的光。

一般来说，在中医看来，抗生素疗法大多是苦寒的，一般会伤及人体的阳气，往往会造成脾胃怕冷、胃脘不适、舌苔厚腻、脉濡等寒湿困脾的证候。我让小静伸舌头看看。

不出所料，小静的舌头几乎看不到舌质，只能看到白白厚厚的舌苔，一般来说，这是湿邪困脾的典型舌象。为什么会这样呢？因为抗生素不仅会杀灭入侵人体的细菌，也会伤及无辜，杀灭人体正常的菌群，而正常菌群失调，就会导致消化不良及舌苔厚的症状。

“这样吧，我根据你的情况，给你制订一个个体化的治疗方案，中西合璧的！”我对小静说。

“怎么个个体化？又怎么个中西合璧？”小静问。

“西药呢，除了你原来吃的抗酸药和抗生素，我再给你加一个铋剂，是保护胃黏膜和消化功能的，会让你舒服一些。中药呢，我给你开个以苓桂术甘汤和平胃散为主的方子，能够温脾化湿，帮你调理身体。”

“这回就能彻底治好吗？”

“我不敢保证，但肯定更容易坚持。中药虽然不能杀灭幽门螺旋杆菌，但是能够增强胃肠动力，改善消化不良，帮助调整肠道菌群，你整个人的状态会好很多的，我有信心这次你一定能坚持下来。”

幽门螺旋杆菌要是卷土重来就麻烦了

几个月后，我又碰到了老周。他停药 1 个月时进行了复查，幽门螺旋杆菌已经被杀灭了。老周特别高兴，我在恭喜他之余，也叮嘱他一定要调整不良的生活方式。因为幽门螺旋杆菌传染性非常强，免疫力差的人很容易出现再次感染，只有做好预防，顽强的幽门螺旋杆菌才不会卷土重来。

首先，在生活中，要养成良好的卫生习惯，饭前便后要认真洗手，从外面回到家中要认真洗手。

其次，从冰箱拿出来的东西要放一放再食用。因为幽门螺旋杆菌的生存需要低温，在空气中会很快自然消亡，所以它们在冰箱里存活时间更长。如果冰箱里的食物被幽门螺旋杆菌感染，从冰箱里拿出来就吃就很容易感染。到了夏天，食用冰镇的东西更要注意食品安全，尤其是夏天直接放在冰箱冷藏的水果，尽量在空气中放一放再吃。夏天建议尽量少做菜，别剩，如果剩菜放在冰箱里，一定要取出来热透了再吃。

最后，尽量在家里吃饭，在外吃饭使用公筷公勺。

还有一点需要注意的是，预防幽门螺旋杆菌要从改变生活习惯做起，而不是抗生素的随便使用。任何抗生素对于幽门螺旋杆菌感染都没有预防作用，反而会伤害正常的消化系统。

预防幽门螺旋杆菌感染最有效的，就是形成健康的生活习惯。锻炼身体的最大好处在于增强机体免疫力，这是人体自身的防线。让防线更加稳固，就是对幽门螺旋杆菌感染最好的预防。

第七章

CHAPTER 07

胃癌：它最怕情商高的对手

大家都知道，吃饭没定点、暴饮暴食、喜欢吃腌制品的人得胃癌的风险更高。但在临床上，我们发现，胃癌还总是爱找上那些情绪不稳定、长期处在过大压力之下的人。这些人往往不善于管理自己的情绪，或性格急躁、脾气火爆，或性格内向、常常生闷气。学会正确地疏导负面情绪，可以显著降低患胃癌的风险。

胃癌不是瞬间得上的，你可别想多了

疾病的发展总有一个过程，就像一口吃不成个胖子、一锹挖不出个水井，胃炎要变成胃癌，也不是一件那么容易的事情。在胃炎与胃癌中间，还存在着一个胃癌前病变的概念。

胃癌前病变是胃炎向胃癌转变的中间过程。世界卫生组织提出癌前病变这个概念，一方面在于胃癌的病因还不完全清楚，实施针对病因的预防比较困难，而及早识别、防治癌前疾病和癌前病变，是降低胃癌发生率和死亡率较为行之有效的方法；另一方面也在于要引起大家的高度重视。

✽胃癌前病变离胃癌还有十万八千里

小王第一次来门诊的时候，拿着胃镜报告和病理单一言不发，只是不停叹气，然后交到我的手里，顺手拿出两张银行卡，吓我一大跳。

“不知道还能活多久，大夫，我把卡都带来了，人生苦短，您说吧，我还有多久就到胃癌了？”说完后一副大义凛然、慷慨就义的样子。

还没等我说话，他又补充：“也不怕您笑话，昨晚来北京，在宾馆里我就和老婆抱头痛哭，可怜我的孩子还很小。”30 岁的男人说着说着哽咽了。

我浏览了一下病理报告，提示有肠上皮化生，估计小王自己上网搜索，得知是癌前病变，于是背了巨大的心理包袱，连交代后事的心都有了。我觉得又好气又好笑，话说“无知者无畏”，这是“无知者可怜”啊。

“你知道胃有多大吗？”避开胃癌不谈，我换了话题，小王一下子没有反应过来，皱起了眉头。

我知道他不会回答，自己接着说：“一般来说，我们喝 3 瓶 500 毫升的矿泉水，胃就饱了。喝了 5 瓶矿泉水，胃就已经扩张到极限，处于急性胃扩张状态。这个时候，人会觉得非常难受。”

小王一脸疑惑地看着我，不明白我不管他的“癌症”，和他东拉西扯这些做什么。

“胃就像气球，胃里没东西的时候，它就像没气的气球，缩成一团，胃壁厚度有 1 厘米左右。人一开始吃东西，胃就像被充气的气球，体积慢慢变大，胃壁渐渐变薄。吃得特别饱时，胃会鼓得像充满气的气球。这种情况下，胃壁的厚度已经比纸厚不了多少了。”

小王虽然不知道我葫芦里卖的什么药，但是听得特别认真。

“你这种患者，我每天要看很多。你们在病理报告上见到‘肠上皮化生’的字眼，上网一查，呀！癌前病变，吓坏了。”

“是啊，癌前不就是马上要到癌症了？”小王的脸上满是担忧。

“刚才为啥要说胃的大小呢，就是要告诉你，胃的伸缩性很强，它的内表面积很大。咱们做胃镜的时候取的都是很小的一部分，没有人能把所有的地方都取下来一块做病理检查的。”

“那是我取出来的这块有问题啊？”

“是的，你取出来的这一块有问题。但这一块不是随便取的，医生在给你做胃镜的时候，会根据经验来判断什么地方容易萎缩、什么地方有可疑的病变，如果这地方在肉眼下看着可疑，就会用活检钳取出一点来做病理检查。最终的诊断会以病理结果为准。胃的内表面积那么大，取到的那一点有癌前病变，不代表全胃都有病变，剩下的大部分是在正常工作的。而且，就算是癌前病变，也不是马上就到癌了，中间还隔着千山万水呢！”

听我说到这里，小王似乎轻松了一些，他问我：“那大夫，我这报告上写的‘肠上皮化生’到底啥意思啊？它跟胃癌到底啥关系啊？”

“当医生从你胃里取出一小块组织去做病理检查时，病理科的大夫会用电子显微镜放大几千甚至几万倍去观察这块组织的形态。这块组织有可能是正常形态，也有可能萎缩了，也有可能出现癌前病变。癌前病变包括2种形态，其一，就是你这种‘肠上皮化生’，是指胃黏膜上皮细胞的形态变得像肠上皮细胞一样；另一种叫‘上皮内瘤变’，强调胃黏膜上皮内肿瘤的形成，就是即将变成肿瘤。两相比较，你这种‘肠上皮化生’还是比较轻的。”

小王这时候的思想负担进一步减轻了，但他还是有自己的担心：“大夫，那我是不是还是比一般人容易得胃癌？”

“你没必要为这个有太多顾虑，胃癌的癌前病变要发展成胃癌，有很长的路要走。在这个发展过程中，有可能停下来，甚至有可能回头。看到癌前病变的诊断，你不要有顾虑，它就是给你提个醒：你从现在开始应该警惕，有病治病，改变生活习惯。如果能做到这样，是不会轻易发展为胃癌的。”

“但我还是觉得有风险。”小王还是不放心。

“那要说风险，我们活在世界上就有各种各样的风险，就连吃饭都可能会突然被噎死，那我们也不能因噎废食吧；也不能看到交通事故，那就不出门了吧。你这病发现得早，对于治疗有好处，我给你制订一个方案，按部就班地治疗，然后你就正常过日子就行了。”

❉ 反复做胃镜才能发现隐藏得很深的癌前病变

小王通过胃镜下病理检查，发现了胃内的癌前病变，他觉得自己很不幸，甚至感觉天塌下来了。我却觉得他还是很幸运的。为什么这么说呢？一是早期发现病变，可以早治疗，早改变生活方式，那么在很大程度上可以阻止不好的情况发生。另一方面，一次病理检查没发现癌前病变，也并不能说明胃里就完全没有癌前病变，可能还需要多次检查。

如果病理诊断显示没有癌前病变，有 2 种可能：一是疾病确实没有发展到胃癌前病变这一步；二是病理没有取到病变的组织。第 1 种情况当然是我们希望的结果；但第 2 种情况，如果胃镜所见怀疑有癌前病变，而一次病理检查又没有发现，就需要多次检查来确诊了。并且，谁也不能保证做过几次胃镜没发现，就一定没有癌前病变，如果一直怀疑，一直没有确诊，那就只能一直复查，不断探寻真相。

前面说了，胃的内表面积很大，胃壁展开，至少有 1 平方米，各个部位不同，病理变化不同。比如，有的地方萎缩了，有的地方不萎缩，很常见，即使胃镜诊断为“萎缩性胃炎”，也不代表全部胃都萎缩了，只能表明胃里面有一部分发生了萎缩。

癌前病变是在萎缩的基础上产生的，如果在萎缩处取材，病理诊断为肠上皮化生或者上皮内瘤变，就算是“定罪”了。但“定罪”要讲证据的，好比抓小偷，没有人赃并获是不行的。如果胃镜发现有癌前病变的迹象，那也只能是“嫌疑犯”，一些“罪犯”非常狡猾，有可能“藏在”胃窦的一个角落里，但是取材时没有取到那个角落，就得不到确凿的证据。为了“定罪”，只好再次“搜查”，也就是再做一次胃镜了。

所以说，一下子就能明确诊断是小王的幸运。而有些患者反复多次检查胃镜，也是病情需要，说明您的病变隐藏较深，较难发现。这时，希望您能理解并配合医生。

生活恶习一大堆，疾病不找你找谁

✲烟、酒、剩菜、腌制食品，无一不伤胃

经过我再三劝解，小王基本认可了自己胃癌前病变的状态，也不再紧锁眉头，但新问题又涌现出来：“大夫，我才 30 岁，我这病怎么得的呀？”

我打开小王的病历本，仔细阅读了一下之前的就诊记录，发现小王曾经因为胃肠炎急性发作夜间到急诊做过胃镜，当时的胃镜显示已经有

了慢性胃炎。我问他："我看你这病历本上写着，医生提醒你不要再饮酒和吃腌制食物，你做到了吗？"

小王有些羞愧，低下头："我们南方人，就爱吃个腌肉、腌菜，每年过节爹妈都给我带好多，一吃就大半年。"

"那吸烟、饮酒呢？"

小王的头更低了，小声说："我做销售的，躲不开啊。"

其实大部分人已经意识到，不良的生活习惯是导致许多疾病的罪魁祸首。小王估计也明白吸烟、饮酒、大量吃腌制食品与他的胃病有关，但好了伤疤忘了痛，不发作的时候，他就将医生的嘱咐抛到脑后了。

"你看，腌制食物里面含有大量的亚硝酸盐，在胃酸和细菌的作用下会合成有强烈致癌性的亚硝胺类化合物。你总吃，发生胃癌前病变的概率可不就会增加吗？"

"是是！"小王点点头。

"你的工作性质需要应酬，这我无权说什么，但是，应酬真的对你的身体一点好处没有。吸烟、饮酒对胃的损害不用我多说了吧。就说说你的饮食习惯吧。你平时吃饭规律吗？荤素搭配合理吗？"

"哎呀，大夫，我们跑销售的哪正经吃饭啊！在外面人家吃什么咱跟着，饥一顿饱一顿也没个点。回家呢，老婆孩子都吃完了，我总吃剩的。"

"你看，还用我说你吗？你这样胃能不出毛病吗？先不说你饥一顿饱一顿的，就说吃剩饭剩菜吧。一是没有营养，二是容易变质，吃多了变质的食物也容易导致胃癌前病变。"

“还跟吃剩饭有关啊？我一直觉得怕浪费，舍不得倒，都给吃了。”

“这真是一个特别大的误区，饭菜剩下确实很不应该，但是吃剩饭更不应该，你吃了有可能会伤胃，到时候治胃病的钱也比那点饭钱多多了。”

小王听了，若有所思地点点头。其实除了以上提到的吃剩饭、腌制食物，长期吸烟、饮酒，生活不规律会引发胃癌前病变外，精神紧张、压力大，以及水中重金属污染，也会导致胃癌前病变的发生。

✲ 不容忽视的幽门螺旋杆菌和遗传因素

小王长期在外应酬，除了上述提到的烟酒、剩饭、饮食不规律会伤胃以外，还有一个经常被忽略的因素——幽门螺旋杆菌感染。因为在外应酬吃饭很少用公筷，所以如果席间有人有幽门螺旋杆菌感染，就很容易通过共同进餐传染给其他人。小王的生活没有规律，无论是身体整体免疫力还是局部抵抗力都较差，也就更容易被幽门螺旋杆菌感染。而幽门螺旋杆菌感染属于明确的致癌因素。果然，小王的病史也显示他曾经有过幽门螺旋杆菌感染，所幸已经杀灭了。但鉴于他的工作性质，他很有可能会再次感染。

当然除了生活方式，遗传因素也是不可忽视的。如果父母有胃癌的病史，那么子女的发病风险就会比其他人高出 1 倍。这是爹妈给的，和生活方式无关。

但是，通过我的介绍可以看出，在以上这么多因素中，先天因素就占一条，其他都是后天的。所以，胃癌前病变，甚至胃癌都主要是一种生活方式病。

目前在门诊中，慢性萎缩性胃炎正在向年轻人倾斜，像小王这样的患者不是少数。这与当前快节奏的生活、饮食规律的改变，以及浮躁的社会环境紧密相关。

做得好，你也能逆转癌前病变

✲ 人生有奇迹，中医药助力癌前病变的逆转

慢性胃炎，一旦发生萎缩、肠上皮化生，很难逆转，如果现在能有一种药物明确可以逆转的话，哪怕概率是 50% 甚至更低，也将是广大患者的福音。遗憾的是，还没有这样一种药，也没有人敢说有办法能够逆转，即使有办法，也没有十足的证据。

但人体的复杂和美妙就在于：一切皆有可能。胃癌的癌前病变也不是完全不能逆转，只是概率较低而已。

最近门诊见到几位患者，复诊肠上皮化生消失，患者和我都很高兴。这是经过 3 个月的治疗，以及 2 年的随访后，得出的结论。这些患者里面也包括小王。

我还记得当时给小王治疗的情形。小王的脸色特别不好看，不红润，发黄，而且，他很瘦，消化不良，胃口不好，大便偏稀，舌红苔白，脉细，这些都是典型的脾虚表现；另外，由于工作忙碌紧张，时常有应酬，他整个人都处于焦虑的状态，且性格急躁，动不动就发火，这些都属于“肝郁”的特质。可以判断，小王处于脾虚肝郁状态。

肝的气机会影响到脾胃气机的升降。长期紧张郁闷，就会让脾胃运化不利，从而导致胃病。从现代医学来看，着急生气和紧张，会明显影响胃蛋白酶的分泌与合成，也会造成胃胀、消化不良等慢性胃炎症状。

小王的诊断已经非常清晰，我对他从疏肝和健脾理气两个方面进行中医治疗，为他开出了有针对性的汤药。

疏肝我选用经典的柴胡疏肝散，它可以调节胃肠神经，促进胃蛋白酶的生成；健脾理气我选用最常用的六君子汤，它可以促进胃肠吸收，增强胃动力。果然，经过一段时间的治疗，效果非常明显。不仅症状大为改善，病理结果也发生了惊天逆转——肠上皮化生消失了。

❇饮食、运动、心情，联合阻击胃癌前病变

当然，小王的病情能得到这么大的好转，并不全是中医药的功劳，他自身的努力也功不可没。

小王听我的话，从饮食、运动和心情三方面全面改变不良的生活习惯，这样不仅有利于疾病的恢复，长期坚持，还能使疾病彻底不再发作。

首先，规律饮食。三餐时间正确，食材以新鲜蔬菜为主，保证充足的蛋白质。早餐要有鸡蛋或者牛奶，豆腐脑也可以，中午应该有禽肉或者鱼肉，不吃刺激性的食物，包括油炸食物、太咸太辣的食物，不吃腌制和烟熏的食物，如腊肉等，不吸烟，不饮酒。多吃一些具有抗癌作用的新鲜蔬菜水果，例如，西蓝花、西红柿、尖椒、苹果等。大蒜的抗癌功效是大家公认的，别怕吃了会口臭，在凉菜里面适量放点，但绝不能吃太多，过犹不及，一天吃一头是不行的。晚餐以清淡为主，推荐喝一

些有食疗作用的粥，比如薏米粥、山药粥，能够健脾益气，也具有抗癌功效。当然还应该有适当的蔬菜，可以吃一些根茎类的土豆、红薯、胡萝卜等。如果喜欢吃肉，应以禽类及鱼类为主；如果爱吃红肉，那么要减量，晚上有个 100 ～ 150 克就可以了。

其次，适当运动。每周运动 3 次，每次 45 分钟，要出汗 30 分钟以上，以有氧运动为主，比如跑步、骑车、登山等。

最后，调摄心情。要打消顾虑，放松心情，增加户外活动，多去旅游，多陪孩子一起玩，随时调整心态。

这 3 条，不仅能够狙击癌前病变，也是预防几乎所有消化道疾病的通则。能做到这 3 点，我们就踏上了健康的康庄大道。

✿ 胃癌前病变要积极用药

对于很多疾病，我都希望能靠人体自身的能力康复，非常不鼓励吃药。但对于胃癌前病变，我却是积极鼓励用药。因为，用药不仅会有前面说的肠上皮化生消失的奇迹出现，更重要的是，对大多数患者来说，用药有可能缓疾病的进展，不让癌前病变发展为可怕的胃癌。

在癌前病变的治疗中，首先疗程要足，一般我都建议服药 3 个月，这是我在门诊中要求吃药时间最长的一个疾病；如果是慢性胃炎或者反流性食管炎，一般建议疗程为 1 个月，而消化不良，有 2 周就行了。

另外，一定要听从医生的意见，不要轻信网络。虽然听医生的不一定会好得彻底，但不听医生的话，那恢复的希望就更加渺茫。不要相信“吃了某某药百分之百会好”的话，那是广告，不是现实。

在整个治疗过程中，小王的状态也不是一下子就好起来的，症状时好时坏，但是，他坚持服药和改变自己的生活习惯，总体趋势一直是在好转。小王胃里肠上皮化生的消失，我想可能有以下几方面原因。

①年龄小，各种机能较好，代谢旺盛。

②病程不长，程度较轻，病变还没有太深入。

③中医药辨证论治有逆转胃癌前病变的可能性。

④包括生活方式改变在内的综合治疗可能有助于延缓疾病进展。

作为一个严谨的医务工作者，最后一点，我还是要说，两次胃镜检查不太可能取到相同位置，也存在取材位置偏差的可能性。所以，也有可能从小王体内取出的组织不对，取的刚好是没有病变的组织。这种情况出现的概率比较小，但还是有可能的。

一旦诊断为胃癌前病变，除了积极治疗与改变生活方式外，还要根据医生要求，定期复诊并复查胃镜，以便监控疾病的进展与治疗反应，及时调整治疗策略。

复查的时间常规是每年 1 次，但有的人半年就需要评估。这是因为每个人的情况不同，间隔时间也有所调整。复查时间间隔长短与危险因素的多少成反比，危险因素越多，间隔时间越短；还与癌前病变的严重程度成反比，病变越严重，间隔时间越短。

学会看自己身体的“风水”

在门诊，和患者谈到胃癌前病变的时候，一般我的心情都比较明朗，有时候还会和患者开个小小的玩笑。但真正遇到确诊为胃癌的患者时，诊间交谈的气氛总是压抑的，我甚至感觉自己说什么都是无力的。虽然我也很想以一个理性的医生的身份去安慰患者和患者家属，但都不敢多说，因为作为一个消化科医生，我完全知道胃癌意味着什么。

有很多我曾经的患者或患者家属后来都成了我的老朋友，潘大妈就是其中一位。自从我治好了潘大妈女儿的无名腹痛，好张罗的潘大妈不仅经常介绍村里的老老少少来看病，还时常对我说些“体己话”。

“李大夫，我们村近两年有好些人得了胃癌，前不久我妹妹也被查出来有胃癌，你说这是怎么回事啊？是不是风水不太对？”

“嗯，我觉得有道理。”

听我一应和，潘大妈反而有些奇怪：“你们搞科学的也信这个？要不您来我们村给看看？”

“潘大妈，我们大夫和风水先生不一样，我们看风水不用去您家，您让病人来医院找我吧，我在这儿给您看。”

一向对我深信不疑的潘大妈这会儿也有些将信将疑了。不光是她，我想您看到这儿也会疑窦从生。没关系，这关于胃癌的“风水”问题，您听我慢慢讲。

潘大妈的村子里有很多人患胃癌，这并不奇怪，因为胃癌是我国最常见的恶性肿瘤之一。胃部的毛病多为“穷病”，胃癌也不例外，随着人民生活水平的提高，近年来，胃癌的发病率有所下降，尤其是近十年来，下降得尤为明显。尽管如此，胃癌在恶性肿瘤排行榜上仍然位居高位。据卫生统计年鉴显示，2012 年，我国胃癌发病率居恶性肿瘤的第 2 位，死亡率居第 3 位（第 1 位都是肺癌）。

胃癌是指发生在胃黏膜上皮的恶性肿瘤，依据发病部位不同又可分为胃窦部癌、胃体上部癌和贲门部癌，近年来发病率下降的是胃窦部癌，而贲门部癌的发病率反而有所上升。

我让潘大妈带患者来看病，但潘大妈因为不敢直接告诉妹妹实情，所以带了自己的外甥小伟来找我。

我问小伟："你母亲的胃癌是怎么发现的？"

"我妈一开始也没啥症状，就是觉得肚子胀，不想吃饭。后来有点肚子疼，她觉得就是受凉了，吃了不少偏方，可是总不好，我们让她去看病，她也总说没事儿，一直忍着。但我们都感觉她面色不好看，越来越瘦。大概3个月前吧，有一次我妈忽然吐了，有血，我妈这才害怕了，于是我赶紧带她上北京的肿瘤医院做了个胃镜，才知道得了胃癌。"

我听了之后，对患者的儿子及时带患者就医，明确诊断的做法非常赞赏，但同时也感到惋惜不已，因为虽然没有见到患者，但单凭患者儿子的叙述，就感觉患者的病情恐怕已经不是早期了。

胃癌的早期症状不显著，所以很多人注意不到，而且即使出现一些胃痛、腹胀、食欲不振等症状，也很少有人往胃癌上想，多不放在心上。等出现黑便、呕血等比较严重的症状再去检查时，往往已经是胃癌的中晚期了。

在此，我提醒大家多留心自己的身体，密切关注胃癌的一些早期信号，比如身体忽然消瘦、大便经常发黑、消化不良老不好等。还有，经常给自己"相相面"，我们常看见文学作品里说一个人印堂发黑，短期内必有大灾，其实这也不完全是无稽之谈，印堂发黑也就是面色晦暗，的确表明身体正在发生一些不好的变化，很可能是恶性肿瘤发出的信号。

我对小伟说："你们应该早点带老太太来看病啊！你看，你们一开始就发现你母亲消瘦，面色不好看，这都是信号呀！得了癌症，尤其是胃癌，消化功能必然受到影响，营养吸收变差，就会引起面色改变和体重减轻，早能来看病就好了。"

小伟也是懊悔不已："是啊！大夫，我们也不懂啊，要不是您说，这些我们哪知道啊？"

他说的我也十分理解，毕竟不能要求每个人都像医生一样具有医学素养。但即便如此，还是希望大家做个"有心人"，密切关注自己的身体情况，长时间不适时千万不要忍着，越早去医院诊断越好。

年龄大了，每年做个体检更放心

虽然我十分理解和同情小伟，但我还是对他提出了一点批评："我还是要说你一句，怎么不定期给老人体检呢？没准早就能在体检里发现了呢？"

在这里，我同样呼吁大家加强对体检的重视。体检时，不仅可以通过 B 超等项目直接观察内脏的情况，还可以进行肿瘤标志物检查，早期发现肿瘤的蛛丝马迹。

目前常用的肿瘤标志物有甲胎蛋白（AFP）、前列腺特异性抗原（PSA）、癌胚抗原（CEA）、糖原 19-9（CA19-9）、糖原 125（CA125）等。这些肿瘤标志物各有各的用处，如甲胎蛋白（AFP）有助于原发性肝癌的早期发现，前列腺特异性抗原（PSA）有助于前列腺癌的早期诊断，糖原 125（CA125）常出现在卵巢癌中，而和胃癌有关的则是癌胚抗原（CEA）、糖原 19–9（CA19–9）等。

在我讲解的时候，小伟拿出一份化验单，指着一些指标问我：“您看，是不是这些？”

我一看，糖原 19–9（CA19–9）、糖原 7–24（CA7–24）及癌胚抗原（CEA）都明显升高，但这时候也只能说是验证性结论了。所以我在这里提醒大家，如果体检中发现某项肿瘤标志物升高，应引起足够重视，及时去医院全面体检，明确诊断。

这时，眼尖的潘大妈马上说：“打断一下李大夫，我的那项好像也高，是不是也有胃癌？”

我对潘大妈说：“别紧张，不一定的。”

如果得了癌症，血液中的某些肿瘤标志物可能会相应升高，但很多其他原因也会引起肿瘤标志物升高，比如某些良性疾病。

“那我这怎么回事啊？”潘大妈显然非常关心。

“您先别着急，尽快找个时间去医院详细检查一下，让医生帮您看看是什么情况。如果暂时没什么问题，3 个月到半年再复查就行了。”

肿瘤标志物检查，更多的是起到筛查、提示作用，也可以帮助医生监控肿瘤患者的情况。如果发现肿瘤标志物异常，不要惊慌，应尽快就医，请医生结合病史、症状、体征，通过各种检查（B 超、CT、X 线、胃镜、肠镜）手段来综合分析，必要时依靠病理检查明确诊断。

远离胃癌，至少做到这3件事

听了我的话，潘大妈稍稍安心了些，又问道："大夫，您上次不是说我们村风水有问题吗？是真的吗？"

我笑了笑，准备耐心给潘大妈讲讲她妹妹这胃癌是怎么得上的。

俗话说，一方水土养一方人，一方地域也容易产生一定的疾病。我国胃癌的发病率有明显的地区差异，西北、东北、江南地区高发，而两广地带的发病率却很低。

具体说来，胃癌的发生和水质息息相关。因为水质来源于一方的土地，土地污染会导致水源污染，进而引起癌症（包括胃癌）高发。这就是我所说的风水问题。

我问潘大妈："您村子周边有没有一些化工厂之类的，排放污水不达标？"

潘大妈说："这个还真不知道。"

"就是有没有一些冒烟的大型工厂？"

"这好像没发现。"

"那您村子这方面的风水挺好的，还得找找其他问题。"

"工厂还和风水有关哪？"潘大妈觉得很新鲜，继续问我，"还有什么风水问题？"

"潘大妈，其实我所说的风水主要和'水'有关，因为我们的胃每天都要接触我们喝进去的水。如果水好，对胃就好，如果水不好，对胃自然就不好。所以您村子的水质好坏决定了风水好坏。我问您有没有化工厂，就是怕工厂排出的污水污染了当地的水质。"

“哦，这么回事，”潘大妈恍然大悟，“那李大夫，我们村风水应该还不错啊。”

“嗯，不过除了污染问题，水中亚硝酸盐、微量元素的含量也和胃癌的发病有关，这些就不那么容易一下子搞明白了。”

“照您这么说，我妹妹这病多半是和我们村的水质有关了？”

“不一定，幽门螺旋杆菌感染、不良饮食习惯、吸烟等都是影响胃癌发生的重要因素。”

我跟潘大妈解释，胃作为一个消化器官，胃癌的发病自然和“吃”关系最为密切。除了水质因素，“吃”还涉及饮食习惯、食物种类、饮食偏嗜等。比如，经常食用霉变、腌制、熏烤的食物，口味重、摄入食盐过多，食物中缺乏新鲜蔬菜、水果，过度吸烟、饮酒等，都有可能引起胃癌。另外，有一种与多种胃病密切相关的小病菌——幽门螺旋杆菌，也是吃进去的。幽门螺旋杆菌感染不仅是慢性胃炎的主要病因，还有资料显示，它能使胃癌发病的风险提高数倍。

要想远离胃癌以及各种癌症，起码要做到以下 3 点：

①保持心情舒畅，让身体的内分泌系统处于良性循环。

平时不要总是生气、着急，放松一点。如果遇到让自己不开心的事，不妨听听音乐、看看电影、读读幽默故事，转移一下自己的注意力。

②均衡饮食，避免胃癌的外界因素。

平时饮食中，要注意多吃新鲜蔬菜和水果，少吃肉。如果是“肉食动物”，那我建议吃新鲜瘦肉，不要吃香肠、腊肉等加工肉制品。有研究发现，每天多吃 50 克加工肉制品，癌症发病风险会升高 11%；而新鲜的瘦肉却与癌症发病风险无关。可见，爱吃肉的朋友，不要犯懒，自己炖肉吃，比外面买的加工肉制品健康多了。

有些朋友平时喜欢喝两口，这也未尝不可，但要适度。每天 1 杯红酒（相当于 1 盅白酒或 1 罐啤酒），再也不能多了。有研究表明，每天饮酒 5 杯以上的人，胃癌等 10 种癌症的发病率显著上升。所以，为了自己的身体健康，千万不要贪杯。

还要特别说一句，不要乱吃补品。就算是维生素，也不是多多益善，过量进补有害无益。有研究表明，β－胡萝卜素摄入过量有引起胃癌的风险。如果想吃一些营养补充剂，最好咨询一下医生的意见，并且，一定要按照规定剂量服用，千万不要随意加量。

③坚持体育锻炼，促进新陈代谢。

多项研究表明，坚持一定强度的体育锻炼能减少多种癌症的发病风险。我建议大家每天进行 1 小时有氧运动，每周至少运动 5 天。

运动还有一个附加的好处，就是能够控制体重，要知道，肥胖也会使癌症的风险升高。

98% 的胃癌患者会问我这 5 个问题

✽ 放化疗，做还是不做？

小伟给我看了肿瘤医院出具的出院记录，上面详细记录了疾病的诊断、治疗过程。患者做过 2 次胃镜，经历了 2 次手术，承受了很多痛苦。患者家属把患者送到医院，自然希望患者能够得到最好的治疗，能够痊愈。但对于胃癌来说，医生能做的，往往没有患者期望的那么多。

医疗当然是要治疗疾病，但是能够达到的目标是不一样的。对于肿瘤的治疗，能根治当然最好，这要求肿瘤长在一个固定的地方，没有转移，医生可以通过手术的方式把它切掉，万事大吉。但目前大多数情况并不是这样的，医生能做的是尽量综合治疗（包括手术、放疗、化疗等），延长患者的生存期，提高患者的生存质量。还有一些药石无效、回天乏力的患者，医生只能尽量安慰患者，给予患者继续生活下去的信心。这正应了特鲁多医生的墓志铭“有时治愈，常常帮助，总是安慰”。

拿着出院记录，小伟问我他母亲的情况到底怎么样。

我如实相告：“你母亲所患胃癌的组织类型不好，恶性程度高，预后不良。”

其实，患者家属心中早已了解了这一情况，只是还抱有一线希望而已，再次从我口中证实，又一次经受了打击。

这时，小伟问我：“李大夫，肿瘤医院建议我妈妈做放疗、化疗，但我听人说，做这个又费钱又遭罪，最后经常落个‘人财两空’，您说，我还让我妈做吗？”

做不做放化疗，也是患者经常问到我的问题。这个问题不能一概而论，需要患者与主管医生商量。一般来说，如果患者年龄较小，希望根治，并且身体状况尚好，可以耐受，应当制订一个周密的放化疗方案，是有可能把病灶控制在最小，甚至消除的。但与此同时，确实要做好放化疗副作用大，会经常出现恶心、呕吐等胃肠道反应，甚至免疫力下降等其他伤害的心理准备。如果患者年龄较大，希望能在有生之年享受更好的生活质量，不想再折腾，可以考虑保守治疗，带瘤生存。

当然，放化疗的花费确实会带来沉重的经济负担，“人财两空”也确实是常有的事情。放化疗是目前延长晚期恶性肿瘤患者生命的最佳手段，寄托了很多人的希望。但根据我在临床的观察，经过放化疗治疗的患者，不一定会延长理想的生命，反而经常在最后的岁月里痛苦不堪。这真是一个残酷的矛盾，也是让医生、患者最纠结的地方。

✲ 中医药能治愈胃癌吗？

听了我对放化疗的看法，小伟又问我：“李大夫，我听村子里的人说，中药可以治愈癌症，这是真的吗？如果吃中药，我妈能支持多久呢？能不能用中药的方法来治疗呢？”

看来，这是他今天来找我的主要原因。

其实，中药对癌症治疗的作用问题，也是当前医生们讨论的热点。中医药治疗消化道肿瘤有自己的优势。首先，在放化疗期间，服用辨证论治的汤药，可以有效对抗放化疗的副作用；其次，如果选择保守治疗，中医药在扶助正气、提高生存质量及抑制肿瘤生长方面具有重要的临床价值。

我们医院的肿瘤科和肿瘤医院开展了多方面的合作，在综合治疗消化道肿瘤方面，取得了一些科研成果，收到了良好的临床效果。我给小伟开了针对他母亲胃癌的方剂，希望能益气养血，增强免疫力，健脾养胃，提高他母亲的生存质量。

✽得了胃癌还能活多久？

“那我母亲还能活几年？”小伟问我这个问题的时候，有些哽咽了。

经常会有患者和患者家属问我这个问题，但客观地讲，很难说清楚。

在一般老百姓眼里，胃癌可能就是一种病，但在专业医生眼中，胃癌可以说是一类疾病的统称。

依据构成胃癌的癌细胞不同（组织学类型不同），胃癌可以分为腺癌（最常见），腺鳞癌、鳞癌、未分化癌（少见）。其中腺癌又可以分为乳头状腺癌、管状腺癌、低分化腺癌、黏液腺癌和印戒细胞癌。根据癌细胞的来源，胃癌可以分为来源于肠黏膜的肠型和来源于胃固有上皮的弥漫型。根据癌细胞的生长方式，胃癌可以分为以团块式生长的膨胀型和以分散式向纵深扩散的浸润型。

以上这么多专业的医学名词，可能让您觉得深奥难懂，您也完全可以一扫而过。但对于医生来说，这些胃癌的分类都具有重要价值，它们很可能就决定了一位患者的治疗效果，甚至生存时间。比如，肠型胃癌比弥漫型胃癌预后好，膨胀型胃癌比浸润型胃癌预后好，一旦看到印戒细胞癌，都意味着“摊上事了”。

除了胃癌的组织学类型，胃癌的分期，也就是肿瘤的大小、有没有淋巴结转移、有没有远隔器官转移等都与胃癌的预后密切相关。

此外，患者的精神因素也非常重要。

至于小伟的母亲，我看到出院记录上清楚地写着“幽门癌，印戒细胞癌，胃大部切除术，腹腔转移”。这几乎是一个跟着一个的坏消息，预示着他母亲凶多吉少。

我并没有直截了当地说出他母亲的病情及我心里对他母亲情况的预期，而是对小伟说："虽然你母亲的胃癌已经确诊了，但目前结果还没有完全出来，也许其他地方还没有扩散，所以还是很有希望的。"

说这话的时候，我自己都觉得脸红，不过，我相信安慰的力量，我相信这能够帮患者建立信心，而这绝对是有利于治疗的。

✻ 亲人得了胃癌，说还是瞒？

"大夫，我妈现在还不知道自己得了啥病。您说我咋和她说啊，我实在是不敢告诉她。"小伟又问我。

潘大妈也在一边附和："是啊，大夫，我一直都跟我妹妹说她得的是胃溃疡，但她有点将信将疑，可真是没人敢说实话啊！"

说还是不说，是摆在癌症患者家属面前的一道难题，我回想起在美国学习的岁月。

面对疾病和死亡，国外比国内坦然得多。可能是外国人说话比较直接，国人说话比较含蓄的原因，也可能是外国人的信仰和国人不同的缘故。总之，我在美国学习的时候，带教的老师得到医学的结果后，总是会和患者进行坦诚的沟通，告诉患者真实的病情。而癌症只是疾病的一种类型，并无例外。因为，患者有知道自己病情的权利，任何人没有权利决定别人的健康。

回到国内诊疗，曾有一时间让我很困惑。我也曾经想过，如果是自己得了绝症，究竟是糊里糊涂地活着，让人哄着，还是知道结果，惶惶不可终日，抑或成就一番励志的演说和事迹，很难说清楚。

我想，眼前这两位癌症患者家属，也是对患者的心态没有把握，所以不敢贸然说出真相。

我对小伟说："你是患者的儿子，肯定最了解自己的母亲，我想，你应该能找到最适合她的方式。"

小伟皱了皱眉，说："我明白了，还是先别告诉我妈了，就按我姨说的，胃溃疡。"

仿佛自己在怂恿他人说谎，我感到有一丝罪恶感。但转念一想，虽然是谎话，但包含了极大的善意，因为患者的儿子是想给自己的母亲一份希望，对于一个病情凶险的癌症患者来说，也许这才是最重要的。

✿ 胃癌患者怎么吃？怎么补？

"李大夫，我妈得了这个病，您说我该怎么办？给她吃点什么好？怎么补一补？"小伟问的这个问题，也是很多患者家属最关心的问题。

因为胃癌本身以及手术的影响，绝大部分胃癌患者的消化功能受损，身体状况较差，通常比较瘦弱。同时，贫血、钙质流失、营养不良及胃食管反流等手术并发症也会不可避免地发生。

面对这种情况，最重要的不是吃什么来"大补"，反而是尽最大努力保持患者虚弱身体的低水平运转。

我对他说："刚做完手术时，吃饭要吃流食，随后吃一些容易消化的食品，少吃多餐。平时要保证休息，调节胃口。你妈妈做了全胃切除手术，如果发生大细胞性贫血，应当在医生指导下补充维生素 B_{12} 和叶酸。如果服用中药疗效较好，需要一直吃下去，期待能多服用一段时间。"

另外，胃癌是终身的疾病，一直到离开这个世界，都需要定期来医院复查，无论是否根治。复查的主要目的是监测疾病复发情况或治疗相关不良反应，评估和改善营养状态等。复查项目一般包括血液学、影像学、内镜等。复查频率为治疗后 3 年内每 3 ~ 6 个月 1 次，3 ~ 5 年每半年 1 次，5 年后每年 1 次。内镜检查每年 1 次。

想想我对患者家属这样的交代，实在无奈。作为医生，我总是希望能够治愈患者，但面对胃癌这样强大的对手，我常常感到深深的挫败感。一个又一个生命在我们的行医生涯中不断逝去，医学的无能为力不仅让患者感到绝望，也鞭挞着医生的灵魂。

保持怎样的心态才好，这是医生和患者永久的修行。

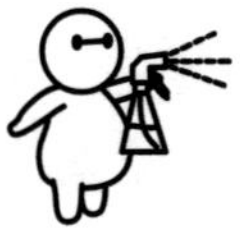

第八章

CHAPTER 08

胆结石、胆囊炎：疼死人不偿命

胆囊中存储的胆汁是消化脂肪的高手，如果胆汁无法及时排入十二指肠，淤积在胆囊中，就容易导致胆结石、胆囊炎。现在很多年轻人有不吃早饭的习惯，而这是导致胆结石、胆囊炎的重要原因。

胆道疾病发作时会产生强烈的疼痛，甚至痛得满地打滚。胆囊切除手术并不是一劳永逸的方法，只有少数人适合做手术。改变生活习惯，辅以药物治疗，才是真正的灵丹妙药。

胆结石“背后捣鬼”，胆囊炎“当面使坏”

还记得当年我考上医科大学的时候，在我们村口，二姨拉着我的手，叮嘱我说：“好好念书啊，当个医生不容易。好好帮二姨想想办法，学学治疗胆结石的方法，看看吃啥药能把石头排出来。”

我庄重地点了点头，从此上了心，期望能找到一种治疗胆结石的灵丹妙药。我坚信好好学习便可以实现这个愿望，于是第 1 年上大学的时候，我就把消化道的解剖好好地深入学习了一下。

学了解剖学，我才知道，胆汁并不是胆囊产生的，而是肝脏分泌的。肝脏日夜分泌着胆汁，都汇集到胆囊中储存起来。胆囊之所以叫胆囊，就是因为它是储存胆汁的袋子。胆汁可以帮助脂类消化，当我们进餐的时候，尤其是进食高脂肪食物的时候，胆囊就会收缩，把储存的胆汁挤出来，通过胆管进入十二指肠，参与消化过程。

胆囊炎就是胆囊的炎症，分急性和慢性 2 种。胆结石根据结石的成分，分为胆色素结石和胆固醇结石。以往，在中国人中，胆色素结石比较多见。但随着生活水平的提高，胆固醇结石越来越多。无论是胆囊炎还是胆结石，都更偏爱女性，在 40 岁后发病率随年龄增长而增高。

胆囊炎与胆结石都是很常见的疾病，经常一起出现。胆囊炎可由胆结石引起，而患有胆囊炎的胆囊也更容易产生结石，可以说它们俩是“狼狈为奸”。

胆囊炎和胆结石这俩“坏小子”的脾气秉性不大相同。胆结石比较“安静”，很多胆结石患者平时没有任何症状，只是在体检时做 B 超，才偶然发现自己有胆结石。有些胆结石患者甚至胆囊都长满了结石，也没觉得有什么主观不适。看到这儿您可能会觉得，这胆结石还挺“善良”的呀，也不闹事，长就长呗。要这么想您可就低估它了，它平时是不声不响，但它是“蔫坏”，它会用堵塞胆管、刺激胆囊壁等手段，来“怂恿”胆囊炎闹事。

相对来说，胆囊炎就调皮捣蛋多了，可以说是平时小闹，偶尔大闹。胆囊炎“小闹”时，患者处于慢性胆囊炎状态，会出现腹部隐痛症状，像我二姨，在进食过量、吃高脂食物、工作紧张或休息不好时就会感到上腹部或右上腹部隐痛，或者有饱胀不适、嗳气、呃逆等症状。这些症状有时不容易和胃病区分开。

胆囊炎“大闹”时，患者处于急性胆囊炎状态，或者称为慢性胆囊炎急性发作，会出现典型的胆绞痛。胆结石会嵌顿在胆囊颈部（胆囊就像个袋子，胆囊颈部就相当于袋子口，比较细），使胆囊排空受阻，胆囊内压力升高，引起胆囊强力收缩而导致胆绞痛。胆绞痛是非常痛的，痛到足以让人满地打滚。

胆结石、胆囊炎这俩“坏小子”是怎么成长起来的？

❉ 不吃早饭是“主犯”

在我的印象中，母亲和二姨经常一起给大家做早饭。但二姨总是吃得很少，甚至不吃。

当时不觉得有什么，现在看来，疾病的形成不是一朝一夕的事情，正是不吃早饭这样一个不良的生活习惯导致了二姨的胆囊疾病。

夜间分泌的胆汁，会储藏到胆囊中。早晨，我们进食一些油脂性的食物，例如鸡蛋等，胆汁受到召唤，立刻就会从胆囊进入十二指肠，发挥它的作用，分解油脂性食物，转化成人体必需的营养。这个过程，也是胆汁消耗的过程。

如果不吃早餐，胆汁没有用武之地，继续留在胆囊睡觉，就会滞留，形成胆汁淤积。如果每天早晨都不吃早餐，胆汁每天都闷在胆囊中，没有流动起来，时间长了，就像一潭死水，会“发臭”的，容易形成胆囊炎。由于流动性差，也更容易形成胆结石。

当然，也不是说不吃早饭肯定会得胆囊炎，就像吸烟也不是肯定会得肺癌一样。只能说，经常不吃早餐的人，得胆囊疾病的机会比别人高出很多，如果还有别的因素，那就更容易患上胆囊疾病了。

❉ 肥甘厚味和心情郁闷是“从犯”

二姨对我们非常好，做饭也很香，但是口味很重，同时，油脂性的东西比较多，经常是肥甘厚味。这也是胆囊炎的发病原因之一。中医认为，肥甘厚味生湿，湿热互结，熏蒸胆汁，就会引起胆汁分泌异常。

这里面有一个平衡的问题，不吃早饭，不分泌胆汁不好，但早晨油脂性物质摄取太多，造成胆汁分泌异常，也不好。过犹不及，掌握饮食平衡最重要。

听老家人说，二姨的生活经历比较坎坷，虽然她自己不说，但是时常叹气，处于郁闷状态。心情郁闷也是造成胆囊炎的原因之一。抑郁的时候，神经递质的分泌受到干扰，对消化系统，尤其是胆汁的分泌及胆囊的存储功能有着重要影响。

中医认为这种状态是肝郁气滞，是中医“黄疸”病的首要原因。肝郁气滞，湿热熏蒸，脾胃功能下降，就会出现胆汁疏泄不利，造成胆汁淤积、胆囊炎和胆结石。

医生让你做心电图，不是在图你那 20 块钱

因为胆结石很可能没有症状，而胆囊炎的症状又十分不典型，所以要想确诊，还需要做一些辅助检查。

最常用的是 B 超。急性胆囊炎可见胆囊肿大，胆囊壁增厚或毛糙，囊内有浮动光点，伴有结石时可见结石影像。慢性胆囊炎可见胆囊结石，胆囊壁增厚，胆囊缩小或变形。

另外，还有胆囊 X 线检查。急性胆囊炎腹部平片可见胆囊增大阴影。慢性胆囊炎胆囊造影可见胆结石，胆囊缩小或变形，胆囊收缩功能不良，或胆囊显影淡薄等。

还有可能对胆汁和血液进行化验检查。急性胆囊炎血中白细胞及中性粒细胞计数增高，血清黄疸指数和胆红素可能增高。慢性胆囊炎胆汁

中黏液增多，白细胞成堆，细菌培养阳性。

胆囊炎疼痛部位和性质往往容易与许多其他疾病混淆。别以为自己平时是胆囊炎，这次发作也肯定是胆囊炎，疾病就是这么“任性”，很多时候不按常理出牌。

比如不仅胆囊炎会出现右上腹痛，急性胰腺炎、右下肺炎、急性膈胸膜炎、胸腹部带状疱疹早期、急性心肌梗死和急性阑尾炎等也会出现右上腹痛。慢性胆囊炎的症状就更不典型了，消化性溃疡、慢性胃炎、消化不良、慢性病毒性肝炎、胃肠神经症和慢性泌尿道感染都有可能出现与它类似的症状。

二姨在确诊前因为经常上腹痛，也曾经被怀疑过心肌梗死、胃炎等，在做了心脏检查和胃镜后，才排除了这些疾病，定位在胆囊。但是，每一次发作，医生还是要给她查一个心电图。二姨和二姨夫有时候就会跟我说：“现在的医生，就为了挣钱，我都告诉他是胆囊炎了，他还要多检查几项，怪不得医院都有钱啊。”

二姨的话反映了很多人的想法，我真是替同行感到冤枉，真是好心遇到驴肝肺。患者对医药的无知，让人深感无奈。

每一次发作，都不能百分之百肯定与之前的原因完全一致，所以，检查心电图是非常有必要的。如果这次的疼痛是由于心脏病导致的，那么漏诊将会使医生、患者都追悔莫及。何况，心电图才收费 20 元，根本挣不了什么钱，医生每天忙得不得了，巴不得少做几个检查呢。

手术，不是这场战斗的终结者

因为带着二姨的嘱托，所以我特别注意胆囊疾病的学习。刚开始，我也像二姨一样，希望找到一种办法根治她的病，一劳永逸。后来，我发现并不是那么简单。胆囊疾病的治疗，首先是要改变患者的生活习惯，而即使是医药治疗，也要根据病情，不能一刀切。

✽ 无症状的胆结石和胆囊炎可以不治疗

那天，二姨给我打电话，问我："你说，二姨这个病到底怎么治比较好。我吃过太多的药了，还总是反反复复。"

我在心中梳理了一下二姨的病史和当前的情况，对她说："二姨，其实你这个疾病可以先不治疗。"

"啊？你可别蒙我，怎么能不治呢？"

"因为你现在没有症状，处于平静的时期。对身体并没有什么危害。"

我们可以换个思路，把胆囊结石当成是上天赐予的礼物，小心珍惜，每天携带。这是和疾病共存的理念，也是中医文化中"和"的思想精髓。

与疾病化敌为友，或者和谐共处，是很多疾病治疗的思路。如果能够保持一个平静的心态，允许身体的不完美，完全可以生活得更好。虽然我们无法达到疾病的痊愈，我们的身体没有足够的力量来做到完好无缺，但是我们仍然可以美好地生活，不必纠结于每天与疾病的斗争。让我们放松心情，和它们共处。

"那这个病会不会再犯？"

"因为有胆结石，很有可能会再犯。"

“那再犯了怎么办？”

“再犯再治呗。”

✿ 胆囊炎发作可以对症治疗

急性胆囊炎发作时，可以采用消炎、止痛、利胆的方式治疗。消炎就是使用抗生素来预防菌血症和化脓性并发症，要以血培养、胆汁培养和胆囊壁细菌培养的结果为依据。止痛除使用镇痛药外，还会使用解痉药解除胆囊平滑肌痉挛。利胆药的作用是促进胆汁排泄，疏通道路，通则不痛。中医药也有对付胆结石合并急性胆囊炎的方剂，那就是大柴胡汤，它属于快速反应部队。

另外，中医药在慢性胆囊炎患者的调理方面也十分有优势。黄连温胆汤是治疗各种胆囊疾病的首选基本处方，这也是我给二姨长期调理用的方剂。名为温胆，实则清胆，能够通过化湿清热理气的作用，减轻胆汁淤积，预防胆囊炎发作。同时，中医可以根据每位病人的具体情况，适当进行药物的加减。例如患者大便稀薄，就调用炒白术；如果患者出现气虚疲劳，就加用炙黄芪、太子参等。

这些治疗，对于部分患者，可以完全治愈。因为一部分比较小的、不太黏滞的结石，可以在药物和自身的努力下，通过消化道排出体外，没有胆结石的刺激，胆囊炎往往就会慢慢痊愈。

而一部分患者没法实现药物排石的目标，比如我的二姨，那么，这部分患者服药的目的就是缓解症状，安心和结石和平共处下去。

✿胆囊炎反复发作，可选手术根治

二姨一直执着于“根治”，其实，对于她这种发病时间较长、反复发作的情况，要想根治，可以考虑胆囊切除了。不过，二姨的情况还不属于最佳手术指征，手术可做可不做，我们一般还是认为保守为好，自己的器官都是有用的，切除后带来的后果，有的我们已经知道了，但有时候我们并不知道还有其他的什么影响。

但也有一些患者，手术根治可能是更好的选择。

①胆囊坏疽及穿孔，并发弥漫性腹膜炎者。

②急性胆囊炎反复急性发作，诊断明确者。

③经积极内科治疗，病情继续发展并恶化者。

④结石直径≥ 3 厘米。

⑤伴有胆囊息肉 >1 厘米。

⑥胆囊壁增厚、胆囊壁钙化或瓷性胆囊。

⑦合并糖尿病。

⑧发现胆囊结石 10 年以上。

真正的“灵丹妙药”就在生活中

对于找到根治的灵丹妙药，二姨彻底失望了。但她逐渐认清了现实，接受了我给她的治疗和生活建议。

二姨听我的话，已经坚持吃了三年的早点了，并且特别注意少吃油腻的食物。二姨做的红烧肉特别好吃，但现在，她只能做好了看着我们吃，自己没法享受了。她明白，不能吃得太油，让胆汁一下子分泌太多，这样胆囊负担太重。二姨虽然生活坎坷，但是一个很乐观的人，所以，看着别人吃肉她也是乐呵呵的。“为自己身体好嘛”,这是二姨的口头禅。

以前二姨脾气比较急，现在她也听我的，不考虑太多，生活起居都随遇而安。

做到这些，二姨惊喜地发现慢性胆囊炎发病次数少了，甚至一年也不会犯一回。规律生活、消除诱因，这其实是我教给二姨的治疗胆囊疾病真正的“灵丹妙药”。

第九章

CHAPTER 09

便秘：千呼万唤“屎”出来

便秘几乎是每个人都曾有过的经历。我们习惯于把便秘和“上火”画上等号，很多人一便秘，就自己弄点牛黄解毒片之类的去火药来吃。其实，这只会让便秘越来越严重。

如果偶尔便秘，不用担心，注意饮食、做做揉腹操就能缓解。如果长期便秘，而且便秘情况越来越严重，有可能是器质性疾病导致的，要尽快去医院进行诊断和治疗。

吃不下、拉不出，太闹心了

古语有云：“出入废则神机化灭。”意思是说，离开物质交换人体就失去了生机。再通俗一点说，不能正常饮食和排泄，人的生命便无法维系。可见，“吃得下”固然重要，“拉得出”也同样不容忽视。

然而，随着饮食结构的改变、生活节奏的加快，以及社会价值观的迁移，对于现代人来说，比起“吃不下”，“拉不出”成为更为常见的问题。便秘几乎是每个人都曾有过的经历，而慢性便秘的发病率也逐年上升。相关资料统计，每 100 个成年人中就有 4 个人被便秘困扰。60 岁以上人群中，存在便秘症状的更是高达 1/5。而且，由于生理结构不同，便秘对女性的困扰更胜于男性。

如果我问大家什么是便秘，您可能会觉得，这有什么可说的，“便秘”是怎么回事谁还不知道啊，“几天不大便”“排便费劲”“大便干硬”，这不就是便秘吗？

的确，这些印象都没错，但还是有很多人长期受到排便问题的困扰，却从来不知道自己其实是“便秘”，我有一位朋友就是如此。这位朋友也是位医生，但还是有自己治不了的病，找到了我。

“兄弟，我这排便老是不太好，你有啥好办法帮帮我吧。”

“怎么了？拉肚子还是便秘啊？”

“都不是，一天倒也能上一次厕所，但总是觉得拉不干净，但再拉也拉不出来。”

“你上一次厕所多长时间？”

“二三十分钟吧，反正挺长时间的，我得带本书看。”

“你这样多长时间了？”

“有 2 年多了吧。”

“哥们，你这典型的慢性便秘啊！”

一听我给他诊断个“便秘”，他老大不理解：“我一天拉一回，这也叫便秘？”

其实，不光我这个朋友，相信您看到这儿也有些疑惑了：“天天拉还便秘啊？”这里我就得正经八百说一下便秘的最新诊断标准了：便秘是指大便干，排便频率少于每周 3 次，或有排便困难，排便时间长，以及排不尽感。也就是说，便秘的诊断，不光是“大便干”“排便频率低”这些传统印象，“排便感受”也十分重要。而有这些排便异常表现中的任意一个（或几个），持续超过 6 个月，就属于慢性便秘了。所以，我那位朋友就属于典型的慢性便秘。

为什么说每天都排便也可能是便秘呢？因为正常的排便不只有频率的要求（一般 2 天 1 次至 1 天 2 次），还有质和量的要求。从质上来说，大便应该成形，不干燥，排便轻松，没有排不尽感，而“排便不爽”“总觉得没有排干净”“排便时间延长”都属于病态现象，都在便秘的范畴内，都反映了胃肠道神经传导的问题。从量上来说，每次排便应有足够的量，仅有一点点是不行的，这相当于没有排完。

说到这儿您可以对照自身情况想一想。即使一天一次大便，也不能掉以轻心。

另外多说几句，我在门诊也遇到过另外一种极端的病人。有一位患者，她说自己 1 周才大便 1 次，但排便时没有任何痛苦，排出通畅，大便也不干，成形。我着重观察了她的皮肤，看起来一点也不粗糙，面色也很好。对于这类“便秘”患者，我认为可以算是一类特殊的“正常人”。

便秘≠上火了

要说起为什么会便秘，我听到太多这样的说法了：“最近上火，有点便秘。”在老百姓的心目中，便秘似乎就和“上火”脱不开干系，甚至很多人一便秘，就自己弄点牛黄解毒片之类的去火药来吃。我每次看到这种现象，都很痛心，不了解自己为什么会便秘就想当然地“瞎治”，结果只会让便秘越来越严重。

根据便秘的病因不同，医学上有功能性便秘、器质性便秘和药物性便秘的不同诊断，但这些医学名词很可能让您看了就头大。没关系，对于便秘的原因，我概括为 3 点：一是缺水，二是胃肠道动力不足，三是胃肠道中有阻碍物。这 3 条原因，尤其是后 2 条，与老百姓口中的“上火”并没有直接关系。

对于便秘的 3 条原因，相信任何人只要稍微琢磨一下，都很容易理解。缺水了，大便就干燥，引起便秘；胃肠道动力不足，要么没力气把食物残渣运到直肠，滞留在结肠里（这种医学上称为结肠性便秘），要么到了直肠却没有力气把粪便拉出来（这种医学上称为直肠性便秘），所以便秘；肠道中有阻碍物，一般是直肠肿物（肿瘤或痔块），会妨碍粪便下降，也会造成便秘。

另外还有一种特殊情况，有些便秘是心理因素造成的。这种患者往往太过敏感。排便本是一件再正常不过的事情，但有些人会认为是“羞耻”的事情，所以对周围环境过分敏感，稍有动静，就会影响他们的排便情绪，导致便秘。

便秘最容易“勾搭”上痔疮

很多人不拿便秘当回事，觉得不就是大便时费点劲、时间长点吗，不挡吃不挡喝，不是啥大事。

但我说，便秘不是大事，那便血呢？相信没人不当回事吧。

那造成便血常见的原因有什么？痔疮，不说最常见也差不多了。在临床上，因为痔疮出血而就诊的太多了，没有就诊的就更多了。“十人九痔”并不是开玩笑，痔疮的发病率的确非常高。

医学界一般认为，痔疮是一团淤积的静脉团，非常柔软，很容易被干燥的大便划破，引起出血。

患有痔疮的人，几乎个个都有便秘的情况。而便秘一旦与痔疮“勾搭”在一起，更是会相互影响，形成恶性循环。便秘会引起痔疮，因为大便干燥、不通畅，排便时就会更用力，使得肛门附近的静脉被挤在一起，时间长了就会形成静脉团，逐渐突出于皮肤就会形成痔疮。反过来痔疮又会加重便秘，因为内痔大了，会影响肛管的通畅，造成便秘，再加上外痔会有不同程度的疼痛，会使人不敢用力排便，便秘就更严重了。

如何区分便血的原因?

便血一般可分为以下 3 种情况。

①上消化道出血：往往整个大便，从里到外都是紫红色甚至是黑色的。大便的颜色与出血量有关，出血速度越快、出血越多，大便颜色就偏红紫色越多。

②下消化道末端出血：一般是血滴在大便上，和大便颜色、界限分明，可能是痔疮出血，也可能是直肠炎症，甚至是直肠癌。

③痔疮出血：很多时候大便上没有血，便纸上有血。

除痔疮外，长期便秘还会导致口疮、口臭、痤疮、腹胀，并且使人容易感冒。排便不通畅，毒素、代谢产物无法排出，堆积在身体内，容易引起局部感染。感染的位置并不固定，一般是身体哪里薄弱就出现在哪里。多于大多数人来说，感染好发的部位是口腔黏膜和角质层比较薄的脸部，也就形成了口疮和痤疮（痘痘）。如果身体代谢产物堆积形成的感染全身性发作，就会引起感冒发热。至于口臭和腹胀，这是便秘引起的消化不良带来的后果。

我身边有不少女性朋友深受痤疮的困扰，她们非常热衷于市场上出的“清痘面膜”，试了一种又一种，但痤疮却是此消彼长，满脸开花。其实，绝大多数痤疮并不是局部面膜可以搞定的，扬汤止沸莫如釜底抽薪，最根本的办法还是要从调理身体内部着手。很多时候，把这些女孩子的便秘问题解决了，痤疮也就跟着不药而愈了。

吃什么拉得痛快？

吃什么能缓解便秘，这个大家其实都有一定的经验。

首先说忌口，禁止食用辛辣刺激性食物，什么水煮鱼啊、香辣蟹啊，为了排便时少受罪，身体通畅没毒素，就管住嘴别吃了。但是，很多人不吃辣，还是便秘，那是因为吃得太咸了。盐分会把肠道里的水分都吸干（原理与腌咸菜一样），大便当然会干结，形成便秘。

要论菜系，以辣为代表的川菜，和以酱色咸口为主的鲁菜、东北菜都应该“下岗”了，可以多吃一些清淡少盐的淮阳菜等。

再来说说通便食材。确实有一些食物具有通便的功效，但每个人对这些食物的接受度各不相同，基本可以分为 3 个层次。

第 1 层是好吃的水果，代表食材是人们都熟悉的香蕉，能够润肠通便，轻度便秘的人，今晚吃一根香蕉，第 2 天就会拉一根“香蕉”，很好使。还有就是火龙果，对很多儿童的便秘尤其有效，今天吃，明天就能拉出来。

第 2 层是不太好吃的蔬菜和饮品，代表食物是淡盐水（晨起空腹饮用）、柠檬水和生黄瓜、芹菜，这些没有香蕉好吃，但同样有效。

第 3 层是药食同源的药材，例如，陈皮、乌梅、百合、芦荟等。

如果便秘不是那么严重，选择这些通便食物，加上揉腹操，基本就能解决问题了。如果还不行，那就要规规矩矩地来医院看病了。

前面反复说过，治疗便秘不提倡吃牛黄解毒片等去火药。那如果食材调理的效果不佳，中医会给便秘的患者开什么药呢？经典通用方剂是麻仁丸，可以健脾润肠通便，适合大部分的便秘患者。

麻仁丸配方：苦杏仁 10 克、麻仁 10 克、白芍 15 克、枳实 10 克、厚朴 10 克、酒大黄 10 克、生白术 30 克、荷叶 10 克、百合 15 克、乌药 10 克、陈皮 10 克、生甘草 10 克。

方中苦杏仁、麻仁、白芍、枳实、厚朴、酒大黄出自《伤寒论》中的“脾约麻仁丸”，“脾约”是制约脾胃（消化系统）的意思，这一组合重拳出击，是处方中的“急先锋”，解决最主要的矛盾，促进消化系统动力；枳实、白术、荷叶出自《金匮要略》中攻补兼施的名方“枳术丸”，一边理气一边健脾，是处方中的“军师”；百合、乌药出自“百合乌药散”，可以行下焦（肝、肾及大肠）气滞，帮助加强胃肠道的力量；陈皮、甘草出自“润下丸”，轻微理气，促进新生并且调和整个团队的力量。诸药配合，加强了胃肠动力，解决了排便问题。

经过 2 周治疗后，医生会逐渐减轻酒大黄的剂量，使患者养成自己排便的习惯，之后逐步撤药。

便秘吃药前，先试试这 4 个方法

要想不便秘，或是稍微有点便秘马上就能调理好，生活方式的改变是至关重要的。因为饮食不节、生活不规律、缺乏运动，会导致津液不布，胃肠道缺乏动力，这恰恰是便秘最主要的原因。

推荐早晨起来先饮用一杯凉开水（蜂蜜水更佳），喝完后立即如厕，即使没有便意，也应该在厕所坐 5 分钟，逐渐养成定时排便的习惯。

再说运动。强烈推荐有氧运动，有时运动治疗便秘的效果是您意想不到的。每周运动 3 次为宜，每次 1 小时。除以有氧运动为主外，还可以增加仰卧起坐等腹部局部锻炼。运动的强度以出汗 30 分钟以上为宜。

最后说说生活习惯。每晚用热水烫脚 10 分钟以上，中医认为泡脚可以引热下行，当足底舒适的时候，有助于脾胃的运动，间接有助于大便的排出。泡完脚后，最好自己按摩足底 15 分钟，足底有有助于安神健脾的穴位，可以增强胃肠动力，而且，足底分布有肠道的反应点，刺激这些反应点，有助于肠道的运动。

我经常和我的亲戚朋友说：“便秘了别着急吃去火药，先试试揉肚子。”很多人试过之后，跟我反映效果很好，很舒服，也没有吃药带来的副作用。我在这里就教大家一套简单有效的“甫寸之健脾顺气腹部按摩操”。

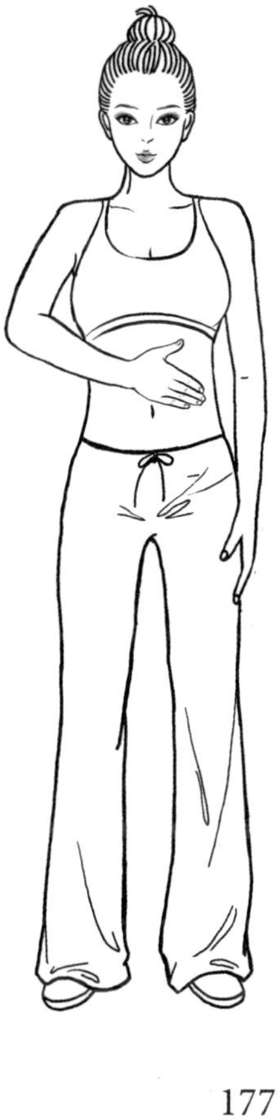

①胃部按摩（左上腹）。

按摩方法：在左侧乳头直下，与肋骨的交点，以右手的食指与肋骨相贴，手部皮肤不离开腹部皮肤，局部吸定，揉 5 分钟。

按摩器官：胃。

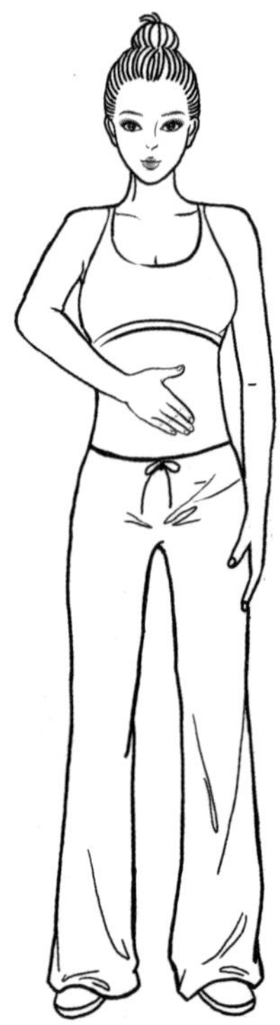

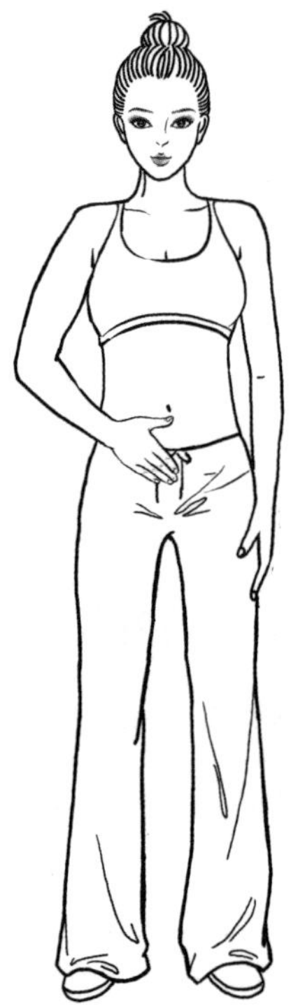

②十二指肠按摩（肚脐）。

按摩方法：在人体正中线，掌心贴肚脐，手部皮肤不离开腹部皮肤，局部吸定，揉（也可震）5分钟。

按摩器官：十二指肠和小肠。

③大肠与小肠交会处按摩（右下腹）。

按摩方法：右手小指紧贴髂前上棘（人体平躺时，腹部与腿部相连最明显的高骨），手部皮肤不离开腹部皮肤，局部吸定，揉（也可震）5分钟。

按摩器官：阑尾、大肠和小肠之间。

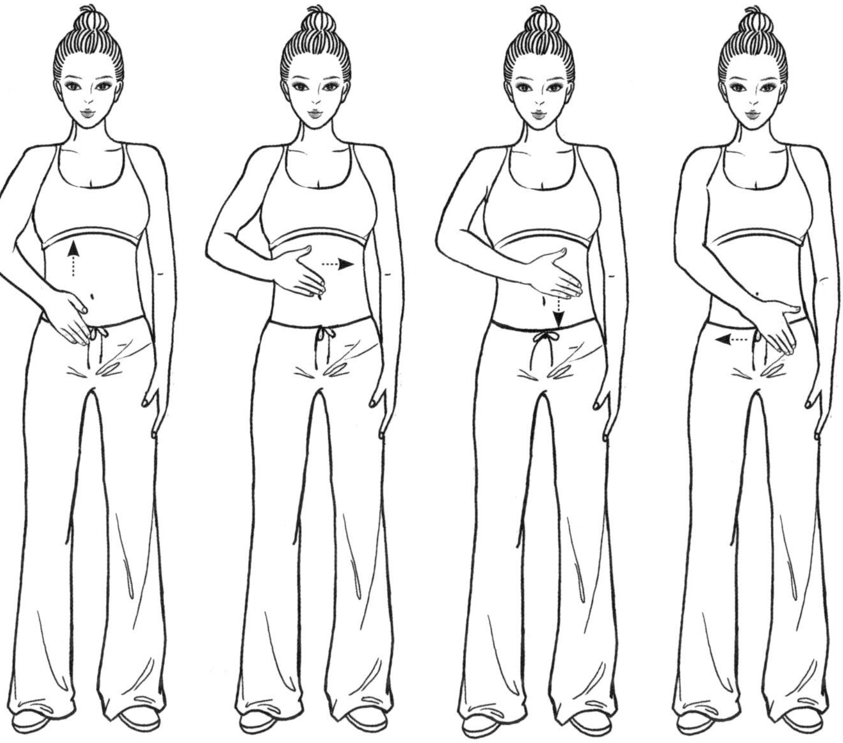

④从结肠到直肠按摩（右侧腹、上腹和左侧腹）。

按摩方法：从右髂前上棘到右肋缘下，横向到左肋缘下，再滑向左髂前上棘，滑到右髂前上棘，用一定的力量，按顺序擦揉上述部位的皮肤，使力量浸透到内脏，周而复始，共计5分钟。

按摩器官：升结肠、横结肠、降结肠和直肠。

这套“甫寸之健脾顺气腹部按摩操”做下来一共 20 分钟,时间不长，操作也很简单。为什么效果很好？前面说了，导致便秘的一大原因是胃肠道动力不足，而胃肠道动力不足的原因往往是脾虚。这套保健操按照消化道的解剖顺序进行按摩，按摩产生的温热会渗透到肌肉和脏器中，起到温煦刺激的作用，利于健脾理气，从而增强胃肠动力，促进胃肠蠕动，使机体恢复自身节律。认真做好这套按摩操，对于便秘、腹胀等身心疾病，都具有良好的效果。

老年人便秘，别抗拒吃药

对于便秘的治疗，有两种截然相反的做法。一种人有点便秘症状就马上找药吃，另一种人憋得再难受也不肯吃药。其实，这两种做法都有些偏激了。随便吃药固然不好，完全抗拒通便药也是不行的。尤其是老年人，很多时候，靠通便药帮助缓解便秘还是很有必要的。

老年人便秘和年轻人不同，年轻人身体各器官功能旺盛，多是一时排便障碍，经过饮食、生活习惯的调整，多数可以缓解。而老年人各种脏器功能下降，尤其“肾气”相对衰弱，“肾司二便”，肾气衰会导致肠道不通，容易形成便秘，而且一旦形成便秘，往往已经根深蒂固，依靠自身恢复非常困难。这时候，就需要积极进行药物治疗，一般要服药 1 个月左右，有的甚至要 3 个月。

为什么说老年人便秘要积极治疗，甚至积极进行药物治疗呢？这是因为老年人便秘对健康的危害比年轻人更大。

很多老年人都患有心脑血管疾病,而心脑血管疾病是健康的一大“杀手”。发生心脑血管意外的老人，很多直接撒手人寰，幸存的也往往遗留严重的后遗症。而发生心脑血管意外的“黑色时间”中，有一个很重要的时间就是“如厕时间”。在厕所中发生脑卒中、心肌梗死的老年人不在少数，这其中很多就是便秘导致的排便费力引起的。可以说，便秘是老年人健康的一大“隐形杀手”。

在这里我要奉劝广大老年朋友一句，因为老年人的便秘一旦形成，不容易治疗，很容易复发，所以平时更应注意上文中提到的生活细节，做好预防。一旦发生便秘，切不可掉以轻心，应及时找医生治疗，尽早缓解便秘。并且，要听医生的话，坚持服药。

儿童便秘常与消化不良相伴而行

✽ 孩子不爱吃饭，多半是消化不良

儿童便秘和消化不良息息相关，很多时候这两种疾病是相伴而行的。有的有时消化不良重、便秘轻，有时便秘重、消化不良轻；还有的时而消化不良，时而便秘，时而一起出现。

老话说：“若要小儿安，三分饥与寒”。相信每位家长都听过这句话，意思就是如果希望小孩子不生病，就不能给他吃得太饱，也不能捂得太热。话虽如此，道理大家也都明白，但在临床中，经常见到家长生怕孩子吃得不好、穿得不暖，结果生生把孩子撑着了、捂着了的情况。

尤其是孩子的吃饭问题，简直就是家长眼中的头等大事，非常受重视。但越是这样，儿童的消化问题越是常见，消化不良已经成为儿科就

诊的最常见原因之一。

在我们消化科，仅仅因为胃口不好就来看病的成年人并不多见，但孩子就不一样了。每年一到暑假，就有很多家长带孩子来看病，其中很重要的一条就诊原因，就是孩子不爱吃饭，总是没胃口。

小敏今年10岁，一进诊室的门，不用说话，我就判断她可能有消化不良。因为她面黄肌瘦，头发有些干枯，失去了一些儿童应有的活力。我念着她病历本上的名字，问她："小敏，你最难受的是什么？告诉叔叔。"

"啥都挺好的，没啥不舒服，我妈非要让我上医院，我没病，都挺好的。"

嚯，还不太配合，看来不仅仅是小男孩会逆反，小女孩也会很淘气。

还没等我说话，她妈妈就急了："你啥饭都不吃，脸这么黄，带你看看医生怎么了，还不听话！"这火药味儿一下子就浓了。小敏妈接着说，"大夫你别听她的，我这丫头就是倔，她现在经常打嗝，吃一点就饱了，有时候还恶心、反酸。"

"有多长时间了？"

"早就有了，至少半年了。"

"哪有啊！顶多3个月，你太夸张了。"小敏白了她妈妈一眼。

小敏妈的叙述更进一步印证了我最初消化不良的诊断。

儿童消化不良诊断标准为有消化不良症状（厌食、上腹痛、腹胀、早饱、嗳气、恶心、呕吐、上腹灼热感等）至少2个月，每周至少出现1次，并符合以下3项条件。

①持续或反复发作的消化不良症状。

②症状在排便后不能缓解，或症状发作与排便频率或粪便性状的改变无关（即不是前面讲过的肠易激综合征）。

③无炎症性、代谢性或肿瘤性疾病的证据或解剖学异常可以解释患儿的症状。

从小敏的症状和持续的时间来看，第 1 条全部符合，基本已经可以诊断了，为了进一步确定，我又问:“大便好不好？”

“挺好的。”小敏不屑一顾。

“好什么！”小敏妈这火暴脾气，“大夫，她 3 天都不上大号，拉得特别臭，还干。”

“哦，还有便秘的问题，那排便后可以缓解吗？”

“没用，拉了以后还那样。”

我看了一下小敏，她一副满不在乎的样子，但看样子是默认了。看来第 2 条也符合了。

“做过什么检查吗？”

小敏妈递给我一张体表胃电图检查单和胃动力检查单:“这两个检查是医院一定要让做的，我当时很不情愿孩子做这个，不就是胃口不好嘛，开点药吃吃不就完了，还非得让孩子在一堆仪器上做这个检查那个检查，胃镜我自己是做过的，那多疼呀，我都受不了，怎么忍心让这么小的孩子去做？”

“这两项检查都是非侵入性的，不疼。”我插了一句。

“是呀，后来医生就跟我说做这两个检查不用往胃里插管子，不疼，我这样才同意了。”

说实话，我在门诊也遇到过很多这样的父母，给孩子打个针都心疼得不得了，一听我说要做胃电图就连口拒绝，每次我都要好好地解释一番。

体表胃电图检查是一种非侵入性评估患儿胃肌电活动的有效手段。胃动力检测通过超声了解胃排空情况，观察胃收缩的频率、幅度，可为临床诊断消化不良提供客观依据，并可在随访过程中对疗效进行评估。胃动力检测具有无痛、无创、经济、简便、避免射线照射等优点，患儿及家长易于接受，但要求 3 岁以上、可以做语言交流和配合的患儿。

我仔细看了下这两张检查单，除了显示胃动力不足和胃平滑肌运动不良，其他都是正常的。这就表明了第 3 条也是存在的。

我想不管小敏承认不承认，儿童消化不良的诊断，已经在她身上确定了。

✤ 儿童消化不良要从喂养方式上找原因

消化不良目前认为是多因素综合作用的结果，如胃肠运动功能障碍、内脏高敏感性、胃酸分泌异常、幽门螺旋杆菌感染、精神心理因素等。这里面既有先天因素，也有后天因素。

先天因素就是遗传因素，爹妈给的体质，这个没法改变。而影响更大的是后天因素，也就是习惯的养成，这个和家长息息相关。

比如说，有的家长看到孩子不吃饭，就追着使劲儿喂，孩子边跑边在不断的威逼利诱中吃一口；有的家长太溺爱孩子，孩子想吃啥就给他买啥，被垃圾食品“堆积”成了小胖子；还有的孩子零食吃得太多，正经饭啥都不吃。这些习惯都是儿童消化不良的主要原因。

对于再大一些的孩子，我见到的最主要的病因就是家长对孩子要求、干涉太多，孩子总处于高压状态，导致身体内的激素分泌失调，影响胃肠功能，导致消化不良。这个原因比较隐匿，但是在我的门诊中很多都是这个原因。

✽ 儿童便秘的直接原因：结肠“抽干”了大便中的水分

小敏除了消化不良，还有便秘的问题。儿童便秘指大便干燥、坚硬，秘结不通，排便时间间隔较久（>2 天），或虽有便意而排不出大便。

小敏的便秘不太严重，主要是排便次数减少，粪便干燥、坚硬，有排便困难和肛门疼痛，还有的时候自觉腹胀及下腹部隐痛，肠鸣及排气多。便秘严重的，粪便会擦伤肠黏膜或肛门引起出血，大便表面可带有少量血或黏液。

儿童便秘的直接原因只有一个，那就是结肠对水分的吸收增多，引起粪便中的水分减少。那是什么原因导致结肠把大便中的水分“抽干”了呢？

①食物成分不当。

大便的性质和食物成分关系密切，如食物中含大量蛋白质而碳水化合物不足，肠道菌群对肠内容物发酵作用减少，大便易呈碱性，就会干燥；如食物中含较多的碳水化合物，肠道菌群发酵作用增强，产酸多，大便易呈酸性，则质地软而排便次数多；如食入脂肪和碳水化合物都高，则大便润利；如进食大量钙化酪蛋白，粪便中含大量不能溶解的钙皂，则粪便量多，且易便秘；而在碳水化合物类食物中，米粉、面粉类食品较谷类食品，易于引起便秘。

儿童容易偏食，许多孩子喜欢吃肉类，少吃或不吃蔬菜，食物中纤维素太少，也易发生便秘。

前面提到的小敏，她的大便很臭，我问她："是不是喜欢吃肉，或者有时候爱吃甜食？"

"是的，大夫，"小敏妈妈马上应和我，"你好好说说她，每天不吃菜，就爱吃肉和巧克力。"

我没有批评小敏，反而做起了她妈妈的工作："这个其实怨不得小敏，是在她成长过程中，您没有好好给她搭配。您可能比较溺爱她，她喜欢吃啥就给她啥吃，久而久之就形成了特别的消化酶的分泌，也养成了不好的饮食习惯。需要逐步改正。"

"听见没有，以后少吃肉，听大夫的话。"小敏妈继续教育小敏。

"还不是你给我做的肉，怕我不够吃，不断给我夹。"小敏马上还击。

其实，很多小孩子的问题，都来源于家长，这一点是家长认识不到的。疾病的养成不是一朝一夕的，而是从喂养的习惯和每天的生活中点滴形成的。

②肠道功能失常。

生活不规律和不按时大便，未形成排便的条件反射而导致便秘的情况很常见。上学的儿童无清晨大便的习惯，而上课时间不能随时排便，憋住大便也是导致便秘的常见原因。还有其他可以导致肠道蠕动减慢的原因，包括食物、药物以及活动少等都会导致便秘。

我问小敏：“小敏，你早晨去不去厕所？”

“以前去，但是现在学习太紧张了，起得晚一些就来不及了，然后就上课了，也没法请假去厕所。”

国内的教育有时候真是对孩子身体的戕害，这么小的孩子课业就这么重，搞得这么紧张。

我对小敏说：“小敏，你是一个美丽的小女孩，便秘时间长了就会长痘长斑，想要美丽动人，就要天天去厕所。每天早点睡，早起 10 分钟就有时间上厕所了。”

“可是叔叔我没感觉怎么办啊？”

“就是因为正常的排便习惯被你给破坏了。所以你要养成好的习惯。慢慢来。”

③体格与生理异常。

如肛裂、肛门狭窄、先天性巨结肠、脊柱裂或肿瘤压迫马尾等都能引起便秘。出现这些情况应进行肛门、下部脊柱和会阴部检查，有的患儿生后即便秘，如有家族史可能和遗传有关。

根据小敏之前的检查结果，这些原因的可能性不大。

④精神因素影响。

小儿受到突然的精神刺激，环境、生活习惯的突然改变，也可引起短时间的便秘。

我对小敏妈说：“小敏已经长大了，有什么事情要和小敏商量着来，不要强拿自己的意见来压小敏，您觉得那是爱她，实际上，这是束缚了她的自由，随着逆反心理的滋生，必然带来不良的后果。”

这娘俩有所感悟，都分别点点头。

另外，值得注意的是，有些婴幼儿便秘是吃得太少的缘故。进食太少时，消化后液体被吸收，余渣少，会导致大便很少、很稠。从另一方面来说，长时间吃太少，会引起营养不良，腹肌和肠肌张力也会减低甚至萎缩，收缩力减弱，更是加重便秘。

细心、平和的父母，更容易带出不便秘的孩子

✻ 轻度消化不良与便秘，改变生活方式就行了

小敏的消化不良与便秘都不是太严重，但还是需要一段时间的治疗，以利于今后的发育。最主要的治疗方案是改变生活方式。

我对小敏和小敏妈说：“小敏的消化不良和便秘并不严重，不要太担心，这些都是不良生活习惯导致的疾病，还得在生活中治疗。”

“嗯，大夫，我大概明白一些了，就是要让她养成良好的生活习惯。”小敏妈说。

“没错，首先，也是最重要的，您别给小敏太多的压力，有啥事和她商量着来，咱们要合起伙来，一起面对疾病。”对小敏妈说完，我又对小敏说，“小敏，你的身体挺棒的，我们会把它调理得更好，你说呢？”

小敏和她妈妈都点点头。

“那我们以后就多吃蔬菜和水果，饮食要平衡，这段时间不吃巧克力和其他甜食。”

“好的。”小敏挺配合。

“妈妈做饭的时候也少放盐，清淡一些，多做一些富含纤维素的蔬菜，比如芹菜、芥蓝、菠菜、西蓝花等。”

“嗯，好的。”小敏妈也爽快地答应了。

“养成每天排便的好习惯，早睡早起，7 点出门的话，6 点半就起床，吃了早点就去厕所，有没有便意都去厕所 5 分钟，专心大便，不看书，不玩儿手机。”

“哦，好吧。”小敏虽然有一些迟疑，但我相信在小敏妈的督促下，这一条执行起来也应该问题不大。

✽ 长期消化不良与便秘，可选用一些药物

由于小敏消化不良和便秘的时间比较长了，我给她推荐了几种药物。首先，是改善消化不良症状的。

①促胃肠动力药，可改善早饱、腹胀。

②抗酸药，可缓解腹痛、反酸、烧心等症状。

③肠道益生菌，能抑制肠道病原菌生长，增强机体免疫力，促进消化。

另外，对于有幽门螺旋杆菌感染的患儿，推荐进行幽门螺旋杆菌根治。

然后，针对便秘，可以试试酚酞、液状石蜡和镁乳口服，在 6 ~ 8 小时后见效；也可以试试在肛门塞入甘油栓、凡士林等通便。但这些都是临时通便的方法，不能长期应用，最终还是希望能建立自身的排便习惯。

然而，小敏妈对我说:“大夫，您推荐的那些药小敏基本都吃过，吃上就好，不吃就犯，您能不能给她开点中药调调啊。”

这是可以的，中药不仅对症解决消化不良和便秘，还可能从整体上调整体内阴阳平衡，从而消除发病因素。根据小敏的状态，我选择了四君子汤加枳术丸和润下丸加减,这是儿童消化不良和便秘的最常用处方，能够健脾益气，滋阴通便。

✲ 捏脊、摩腹——天然安全的增强胃肠动力法

除了吃药外，还有一些更天然、安全的促进胃肠动力的方法，能够有效改善消化不良与便秘症状。

5 岁以上的孩子,可以用前文介绍的腹部按摩操 (见本书第 177 页)。

5 岁以下的孩子，可以试试我自创的这套“宝宝消化操”。

我女儿瞳瞳是早产儿，今年 2 岁，她半岁时出现了消化不良与便秘的症状，我一直坚持给她做这套按摩操，效果不错。

在讲解具体按摩动作之前，我先啰唆几句注意事项。

给小孩子按摩需要有耐心和爱心，还需要注意几方面的细节。首先是环境，房间要温馨，温度要合适，床铺要柔软，但不能是席梦思之类的弹簧床垫，最好是硬板床铺褥子。其次是孩子要处于平静状态，要不饿不困，正希望家长和他玩儿。

“宝宝消化操”是一种很好的亲子活动，可以先从头部抚触开始，再往下触摸胸部、胳膊等，随后到达重点——腹部。

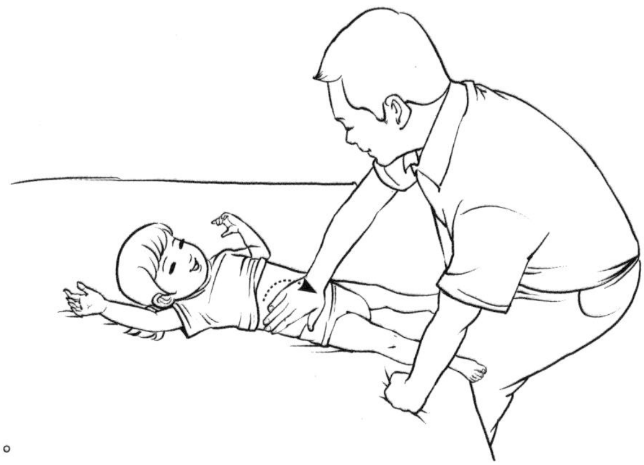

①顺时针揉腹。

按摩方法：孩子小小的肚子，用掌心就可以包住了，掌根贴住肚脐，下沉大约2厘米，然后以掌根为中心，手掌旋顺时针画一个弧，这是小儿消化道的顺序。这个动作可以健脾理气，促进排便，缓解消化不良。

按摩次数：每个年龄段不一样，6个月的时候，每晚6次；7个月的时候，就每晚7次。依此类推，一直到1岁的时候，每晚12次。1岁以后，每次做5分钟即可。

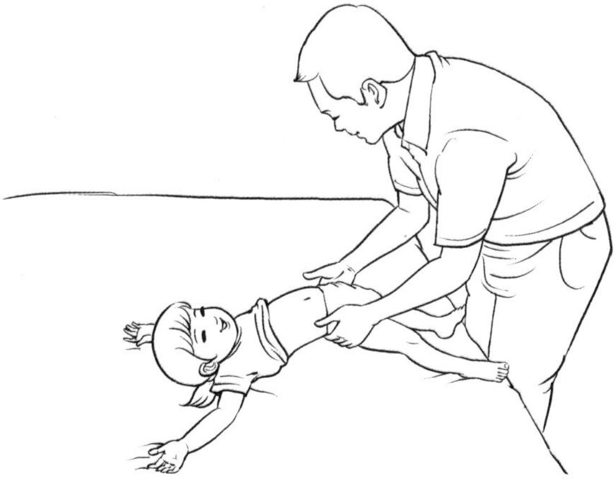

②腹部小震荡。

按摩方法：让孩子躺在床上，用手摸摸孩子的小脸，然后双手握住她的小屁股，眼睛看着孩子，抬高臀部3～5厘米，停顿3秒，然后一下子放开，就像是摔了一个屁股蹲儿。做这个动作的目的就是要通过震荡来调整脏腑，促进胃肠动力和新陈代谢。注意，孩子的臀部切忌抬得过高，否则可能会造成脊柱和髋关节损伤。

按摩次数：这个动作也可以说是一个游戏，做的次数也是根据年龄来的，6个月做6次，7个月就做7次，1岁以上都是12次。

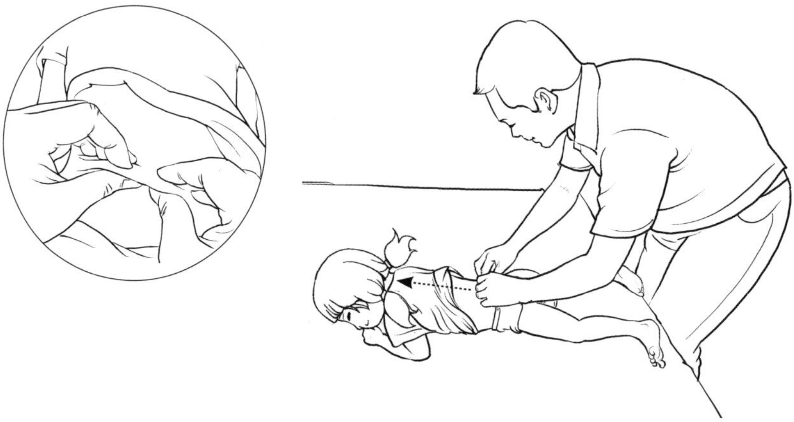

③捏脊。

按摩方法：让孩子翻身，趴在床上，双手在孩子的腰部提起皮肤，缓慢向上滑动，从腰部到背部，再到颈部。这是著名的捏脊，是自古以来传下来的儿科推拿方法。主要是刺激督脉，并按摩整个脊柱旁边的夹脊穴，以调整脏腑功能。根据现代解剖学研究，脊柱两边是神经出入的地方，这些神经连接着人体的司令部大脑和各个内脏，通过物理按摩，可能有助于促进神经递质的释放，进一步调整内脏功能。

按摩次数：捏脊的次数可以和上面的揉腹及震荡一致。3个动作做下来，大约15分钟，有时候，做着做着，孩子可能就睡着了。

每次给女儿做这套“宝宝消化操”，看着她享受的样子，我也感到很满足。在这轻柔的按摩中，女儿的便秘很快就消失了，坚持1个月后，消化不良也消失了，身体逐渐变胖和匀称了。以后女儿再有拉不出大便的时候，我只要再增强几天，很快就好了。

希望大家也能通过给自己的孩子做这套“宝宝消化操”，让宝宝远离消化不良、便秘的困扰，希望全天下所有孩子都能在爸妈的呵护下茁壮成长。

第十章
CHAPTER 10

腹泻：肠小乾坤大，对症再用药

腹泻是一种症状，而不是一种疾病。引起腹泻的因素太多了，药物、感染、肠道肿瘤及运动功能异常、小肠吸收不良都是其中之一。有些病例通过分析病史、做常规化验就能得出正确诊断，而有些病例要靠各种检查才能得出明确结论。如果自己拉肚子了，别自作主张吃抗生素或黄连素，先请医生查明原因再用药。

抗生素用对了治腹泻，用多了致腹泻

在我们医院消化内科，有两个特色门诊，一个是便秘门诊，另一个是肠炎腹泻门诊。这里的腹泻其实是针对慢性腹泻而言，对慢性腹泻的诊疗是我们消化科的强项，而对于急性腹泻，一般是肠道感染、食物中毒引起的，归感染科管。出现急性腹泻，尤其是伴有发热的急性腹泻，一般应先挂感染科的号，或者是先去肠道门诊排查。

在我们科的肠炎腹泻门诊中，慢性肠炎的病人非常多。虽说都是慢性肠炎，但也分很多类。首先，就分为感染性肠炎和非感染性肠炎两大类。也就是说，一部分慢性肠炎与急性肠炎相似，是由细菌、病毒和真菌等感染引起的；而另一部分慢性肠炎的发生却与感染没有什么关系，通常被称为无菌性炎症。

因为肠道无菌性炎症而发生慢性腹泻的患者中，很大一部分是抗生素滥用导致的。这种患者不发热，大便气味不重，舌苔厚腻。

我有一位患者老张，2 周前曾因腹泻就诊，2 周后，他又来了。我看了看他的病历，觉得有点奇怪，就问他："还没有好吗？这都 2 周了。"

"肚子不疼了，但还是拉肚子。"老张说。

老张之前的病历上贴着化验结果，诊断很明确，就是普通的细菌性肠炎，当时接诊的大夫已经给他开抗生素进行治疗了。

我问老张："按时吃药了吗？不管用吗？"

"按时吃了，我刚吃了挺好的，后来就不管用了。"

"应该 3 天就好了呀？"我挺奇怪的。

"我吃了 2 周呢，还不见好。"

"嗯？你吃了 2 周？大夫给你开了 2 周的抗生素？"

"他就给开了 3 天，我觉得不好，就自己又去药店买了一样的，又吃了 1 周多。"

原来如此，我心里明白了，对老张说："来，我看一下你的舌头。"看完之后，我对他说，"舌苔很厚啊！"

"是啊，大夫，我也觉得很难受，所以决定再来看看，要不你再给我开点抗生素吧。"

"我再确认一下，你吃了 2 周的抗生素？"

"是啊，大夫说吃 3 天，但我觉得没有好，就继续吃了。"

"你这腹泻就是这两星期的抗生素吃出来的，你还让我给你开抗生素啊！"

"啊？不会吧，抗生素不是治肠炎的吗？"

"本来是，但你吃多了！大夫让你吃 3 天，已经把导致肠炎的细菌杀死了。这时候，你就应该停药了，让肠道自己恢复恢复。但你不听大夫的话，自己做主，又吃了 1 周，这下子服用过量了，导致身体内的菌群失调了。要知道，肠道里不光有让你腹泻的致病菌，还有好多帮助分解和吸收营养的益生菌呢。抗生素吃多了，益生菌也被大量消灭了，肠道的功能就乱了，就会导致大便次数增多、偏稀，出现类似肠炎的症状。”

“啊？等于这回这病完全是我自己的问题啊。以后我再也不吃抗生素了。”

听到老张有了不滥用抗生素的意识，我非常高兴，但凡事都不能矫枉过正。我又做了补充说明：“也不能完全不吃，该用时还得用，就是得听医生的，不能自己瞎吃。”

抗生素的发明是一个创举，运用以来，大大减少了感染的病死率。但是抗生素是一把双刃剑，对它的认识也经过了一个过程。最开始因为抗生素的疗效确切，一度导致了全世界的广泛使用到滥用，不知不觉，出现了病菌的变异，也逐渐发现了更多的不良反应事件。后来，科学家们逐渐认识到，抗生素滥用已经是一个全球性的棘手问题，现在已经在逐渐转变医生和患者的观念，合理使用抗生素。

长期腹泻，谁曾想竟然是甲状腺的问题

慢性肠炎并不是慢性腹泻的唯一原因。与病因相对单纯的急性腹泻相比，慢性腹泻的原因除了慢性肠炎以外，肠道肿瘤、吸收不良、运动功能异常等各种原因都能够引起慢性腹泻，导致有些患者长期拉肚子的原因甚至和肠道一点关系都没有。

我最近在肠炎腹泻门诊见到一位长期腹泻患者，名叫小丽，医治了

很久，腹泻怎么都不好，烦躁的她已经失去了治疗的信心。她对我说：“大夫，看病看得我都心慌了，真不想再看了。”

这一句话她说得轻描淡写，对我而言却像一记惊雷，在脑中炸响。我忙问：“小丽，你查过甲状腺功能吗？”

“没查过，我拉肚子查甲状腺干吗？”她很惊愕。

“因为有的时候，甲状腺功能亢进，就是俗称的甲亢，也会有拉肚子的症状。因为甲状腺激素分泌过多，会促进胃肠蠕动，也会使大便次数增加的。你治了这么久都没好，又有心慌、烦躁的甲亢症状，最好去查一查。”我对她解释道。

小丽随后做了一个甲状腺功能检查，病情水落石出，她的确患有甲状腺功能亢进。

慢性肠炎的诊断，一般根据病史和临床表现初步加以判断，而确诊则需要进一步检查。对于感染性肠炎、细菌性肠炎可做呕吐物及大便培养，获得病原菌即可确诊（有些病原菌如沙门菌感染可作血培养）；病毒性肠炎可检查血中病毒的抗原和抗体；寄生虫性肠炎可直接在显微镜下检查大便，寻找寄生虫及其虫卵；真菌性肠炎也可用显微镜检查大便，寻找真菌，或做大便真菌培养。

对于非感染性肠炎，找不到明确的病原体，确诊主要靠消化道造影和肠镜。因为肠镜能更直观地看到胃肠道的病变情况，不至于漏诊肠道肿瘤等引起慢性腹泻的器质性疾病。

我们肠炎腹泻门诊中的患者，也有很少一部分是从便秘门诊转过来的，这些患者因为长期便秘而就医，在做了肠镜之后，确诊为慢性肠炎。

虽然看着很奇怪，但实际就是这样，慢性肠炎的症状虽然主要是拉肚子，但绝不止拉肚子，也有少部分患者会出现便秘，患者腹泻与便秘交替。这很容易被忽略，或是被误诊，只有进行全面的肠镜检查，才能发现端倪。

十个脾虚者九个腹泻

✽ 参苓白术散，脾虚泄泻第一要药

志勇是肠炎腹泻门诊的常客，从发现到不断治疗，至少已经 3 年时间，他的腹泻特点是春秋季发作多，肚子不疼，肠镜检查正常，但是每天 3 ～ 5 次大便，严重影响了生活质量。

那天志勇又来了，我问他:“怎么着，又犯了？”

“是呀，天气逐渐变热了，我试着吃了点凉的，就一发不可收拾。这不，我今年又做了一次肠镜检查。还取了病理。”

我看报告上写着：黏膜正常，有一些肠道息肉，已经钳除。

志勇问:“我这个腹泻是不是和肠道息肉有关？”

医生有时候很无奈，大量临床问题存在，但是能明确的很少。面对志勇的疑问，我只能说:“很难说，因为从临床来看，有息肉的人有的有腹泻，有的没有，完全没有规律。但是息肉所在的地方容易形成炎症，所以你的病还是有可能与息肉有关的。”

有时候，对于慢性腹泻的病人来说，探究“虚幻”的病因还不如实实在在地解决症状，我接着问他:“还是怕冷吗？”

“嗯，很多凉的东西不敢吃。”

我看了看他的舌头，淡红，舌苔薄白；又摸摸脉，脉濡。这些都是脾胃虚弱有湿导致的。

“你这脾胃还是不好，有湿啊，我还是给你开点药吧。”

“好的，大夫，是用‘参苓白术’吧。”

“嗯，是的，久病成医啊，不过这次你的脉象显示你的寒气和湿气比较重，我要给你增加一些温阳除湿的药物来治疗。”

中医经典方剂“参苓白术散”是中医治疗腹泻、脾虚湿困的最基本方剂。对于各种肠炎腹泻，只要属于脾虚湿困证候的，都可以选用参苓白术散作为基本方剂，然后随症加减。前面说起的抗生素吃多了吃出肠炎的老张，我也是以参苓白术散为基础来治疗的，再加上藿香、佩兰和苍术，来健脾燥湿，因为抗生素滥用造成的菌群失调，往往伴有舌苔厚腻，这也是菌群失调后的病理反应，依据中医理论健脾化湿，就能起到恢复菌群的作用；同时再加上炙黄芪，益气健脾，进一步调节肠道。

这个方剂可以用汤药，也可以用中成药进行治疗，汤药的力量比中成药的力量大。一般说来，慢性腹泻需要长时间做好健康管理，不会很快缓解，我选用了参苓白术汤药治疗 2 周后，再选用中成药治疗 2 周，1 个月的疗程比较好。

开完药，我对志勇说：“你这次的情况不算太严重，先给你开 1 周汤药，1 周中成药治疗，随后根据情况决定是否继续用一个疗程。”

“大夫，您刚才说长息肉的地方有炎症，那我要不要吃点抗生素呢？”志勇有点不放心地问。

“不用，此炎症非彼炎症。我所说的炎症是指一种慢性的病理表现。你的肠道并没有细菌感染，吃抗生素不但没用，反而会破坏肠道菌群平衡。到时候，往往还要另外补充一些益生菌，让肠道休养生息。”

“明白了，大夫。”听了我的话，志勇踏实回家吃药去了。

2周后的复诊显示，志勇的腹泻已经得到控制，每天大便1～2次。中医认为效不更方，根据他的情况，继续原方法再服2周，巩固一下就行。

慢性肠炎中医治疗具有优势，可以有效缓解症状，控制肠炎蔓延。

复查时，志勇的病情虽然得到控制了，但3个月后，他又给我留言，说：“大夫，我的病情老是反复，该怎么办呢？有什么办法可以缓解一下吗？我也不想老去医院找你啊！”

上面提到的参苓白术散，是治疗脾虚腹泻的第一要药，其中很多药材，比如白扁豆、莲子、茯苓，都来源于食物。我们可以在煮粥时加入这些药材，把参苓白术散化解到平时的饮食中，同样能起到健脾止泻的作用。

除此之外，我给志勇开了一个非常生活化的食疗方，就是用生活中经常遇到的食材，做一个“四米五豆六果粥”，“四米”为大米、小米、黑米、玉米糙；“五豆”为大红豆、红豆、花豆、芸豆、豌豆；“六果”为大枣、核桃、桂圆、栗子、枸杞子、葡萄干。

这些食材中，大枣、桂圆、枸杞子一起合用具有滋阴健脾的作用；而核桃与黑米合用，可以补肾健脾；其他的食材，则具有调剂作用。需要注意的是，熬粥要熬到非常黏糯才能起到作用。

✲ 看电视时顺手做的穴位止泻方

另外，我建议志勇在平时看电视的时候，选择一些有温脾止泻作用的穴位进行按摩，这种方法对缓解不太严重的肠炎腹泻有非常明显的作用。

第 1 组穴位是“天枢穴”和“气海穴”。这 2 个穴位都在腹部，容易定位，按摩这 2 个穴位可以益气健脾。

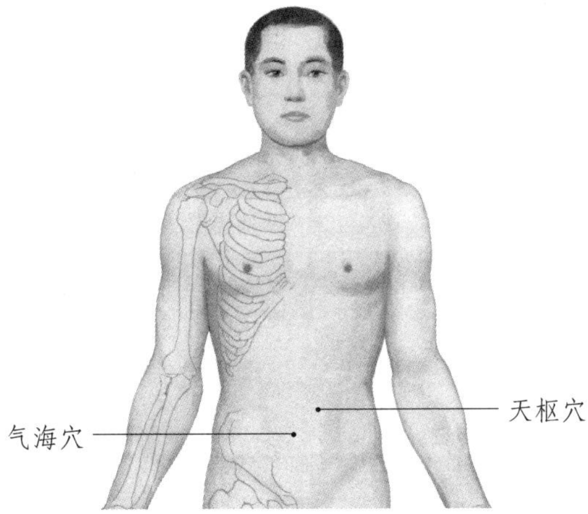

第 2 组穴位是“上巨虚穴”和“下巨虚穴”及“太溪穴”。按摩这 3 个穴位有温肾健脾的作用。

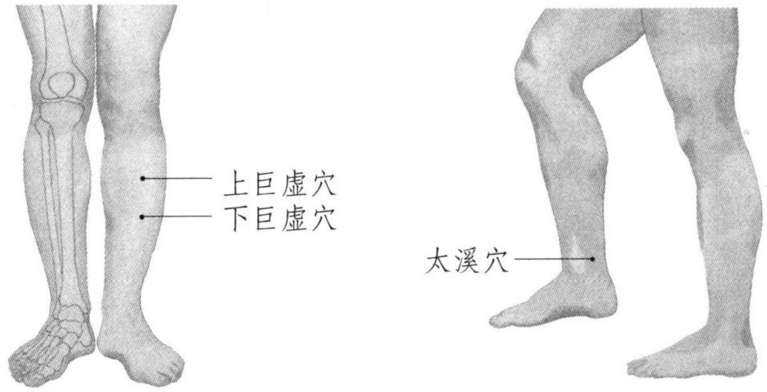

这些穴位不仅能够按摩，还可以进行艾灸。

需要注意的是，穴位按摩要持之以恒，不是按一下就能好的，而是需要我们每天每个穴位认认真真按上 5 分钟，这样才能发挥功效。

我建议志勇，如果自己觉得最近症状加重了，那就喝食疗粥或者按摩穴位，也可以是两者都用，自我治疗 2 周。如果还是没有任何效果，那就不能嫌麻烦，一定要来医院找医生了。

除了上面这些，我还建议志勇要多注意饮食安全、卫生、新鲜。一般应进食柔软、易消化、少油腻，但是富有营养和足够能量的食物。宜少量多餐，千万别吃生冷、油腻、辛辣及多纤维素的食物，油条、油饼、冰激凌就戒了吧。当然，也不能抽烟。对于乳制品，可以适当吃些酸奶，有助于平衡肠道菌群。感觉要发作的时候，就要多多休息，别加班了，也不要熬夜打游戏。

在键盘上敲下这些字，我似乎透过网络看到了志勇频频点头的样子。果然，后来我没有在朋友圈看到他在晚上 11 点之后刷微信朋友圈的痕迹，也没有看到他抱怨又发病的信息。

慢性肠炎目前医学研究还不是很清楚，但一般危害不大，所以，要有信心逐步和疾病和平共处。

敏感的人常有一副敏感的肠子

拉肚子吃点黄连素或者氟哌酸，这几乎是每个人都知道的常识。小时候家长就是这么告诉我们的，长大后我们也是这样做的。大部分人拉肚子都是吃点黄连素或者氟哌酸，大部分也没什么问题，拉肚子一般很快就止住了。

但自己吃黄连素或氟哌酸治好拉肚子的人我在临床一般也见不着，我见着的，往往会问我这样一个问题：“大夫，我拉肚子，黄连素和氟哌酸都吃了怎么也不管用？”

不管用的原因很多，但十有八九，这位患者不是普通的细菌性腹泻，那会是什么呢？也许是肠易激综合征。

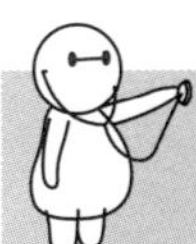

冤死的细菌

从小家里人就告诉我们，拉肚子吃片黄连素，是因为腹泻一般是因为细菌性肠炎造成的，吃了变质的食物或一次性吃多了积食，都会引起细菌繁殖增多，导致细菌性肠炎的发生。这时候吃点黄连素可管用了。黄连素学名盐酸小檗碱，是从中药黄连中提取的，可以有效抑制大肠杆菌等引起细菌性肠炎的致病菌。捣乱的细菌老实了，自然就不闹肚子了。氟哌酸学名诺氟沙星，也是一种抗生素，作用也是杀灭肠道中的致病菌。

其实大肠杆菌在正常人身体里也有，还有重要的分解作用，只有数量过多时才会兴风作浪，引起急性肠炎，导致腹泻、腹痛。

肠易激综合征虽然很多时候也表现为拉肚子，但与细菌性肠炎相比，患者既没有发热，也没有白细胞升高，跟细菌感染一点关系都没有。这时候吃黄连素和氟哌酸去杀灭细菌，当然一点都不管用。可怜的细菌比窦娥还冤，就这样被误杀了。

✽肠易激综合征不止是拉

肠易激综合征的定义为：一组持续或间歇发作，以腹痛、腹胀、排便习惯和/或大便性状改变为临床表现，而缺乏胃肠道结构和生化异常的肠道功能紊乱性疾病。

这句话不知您看明白没有，我给您分析一下，肠易激综合征有3个要点。

①它是功能性疾病，没有胃肠道结构和生化异常，也就是说，化验检查大概看不出什么毛病。

②它是持续或间歇发作，也就是说有些人是持续不正常，有些人是一阵一阵的。

③它是一组症状的集合，包括腹痛、腹胀、便秘、腹泻，也就是说，不光腹泻，有时候还便秘呢。

肠易激综合征在临床主要分为4个类型：腹泻型、便秘型、混合型和不定型。也就是说，有一部分人腹泻，有一部分人便秘，还有一部分人一半时间腹泻，一半时间便秘，另有一部分人没准。

所以我常开玩笑说，肠易激综合征是一半是海水，一半是火焰。

✽肠易激综合征患者的大便没有黏液和出血

记得我在非洲工作期间，曾遇到过一位肠易激综合征患者阿福。

阿福是在坦桑尼亚进行建设的中国人，从年轻的时候就患有肠易激综合征，到现在已经十几年了，2000年来坦桑尼亚以后，这个毛病加重了。每天要上很多次厕所，大便不成形，稀糊糊一片。每次受到冷空气刺激,吃了一些自认为“不对付”的食物或者着急以后就会出现腹痛，马上就着急上厕所，一到厕所就腹泻，拉完马上就会好转。

这个病带给阿福很多尴尬，出行也不方便，因为他每去一个地方，都要先探听清楚厕所在哪里，并且活动范围不能离开厕所太远。

鉴于阿福这么严重的情况，在给他看病时，我着重了解了一下他的大便里有没有黏液或出血。因为这一点对排除器质性肠道疾病非常重要。如果他的大便中有黏液或出血，那么首先要考虑他是否患有溃疡性结肠炎、慢性结肠炎等器质性病变；如果没有，则可以维持他肠易激综合征的诊断。

幸运的是，阿福很肯定地告诉我，他的大便里没有这些。并且，他近期做过肠镜，也没有发现异常。

肠镜结果给我吃了定心丸,就像胃镜是诊断胃部疾病最有效的手段，肠镜也同样是诊断肠道疾病最有效的手段，没有之一。根据阿福的病情状况，可以确诊为肠易激综合征腹泻型。

在我们实际临床工作中，排除了器质性肠道病变后，肠易激综合征的诊断需要有症状 3 个月，每月至少有 3 天出现腹痛及排便改变（腹泻或便秘）。同时还需要具有以下特征：

①排便后症状缓解；

②发作时排便频率改变,或多或少,大于每天3次或者少于每周3次；

③发作时粪便性状改变，或者干，或者稀。

✲ 肠易激综合征 80% 都是情绪惹的祸

生活中，有些人因为一点小事就大吵大闹，痛哭流涕，我们一般会说这种人“反应过激”，其实，肠道也有“反应过激”的时候。如果吃了变质的东西拉肚子，那叫反应正常；但如果像阿福那样，被冷风吹一吹就拉肚子，那就叫“反应过激”了。肠易激综合征就因为肠道“反应过激”引起的。

那些“反应过激”的人，因为没受到什么实质性的伤害，把感情宣泄出去之后，很快就跟没事人一样了；而患有肠易激综合征的肠道呢，因为没有器质性病变，拉痛快之后也马上就好了，和正常人没什么两样。再对比一下急性肠炎，生活中我们都见过，简直像要住在厕所里一样，刚拉完一次出来，还没坐下，马上又进去了，不会马上缓解的。

在我看来，肠易激综合征患者不是爱发脾气，就是爱生闷气，阿福也不例外。

阿福是一家中资机构的副总，这家机构到坦桑尼亚的时间不长，百废待兴，面对不同的国情，对国内员工和坦桑尼亚当地员工的管理还在磨合中。事情千头万绪，压力和紧张不知不觉地影响着阿福的身心。阿福很容易着急，脾气大，也经常感到紧张、焦虑。

每当听说当地员工有不满情绪而与国内员工发生冲突时，阿福就会感到一阵阵腹痛，就要马上去上厕所，排便后，才会感觉好多了，甚至在开会期间，阿福也会推开凳子，在众目睽睽下奔向厕所。

生气、发脾气与想上厕所，阿福哪个也控制不了。

一着急就肚子疼，然后就会上厕所，一阵“哗啦”之后会迅速恢复，这种典型的症状来源于机体内环境的变化，涉及的神经机制非常复杂，我们没必要了解那么清楚。只要了解到，患有肠易激综合征的人，基因上写着“敏感”两个字，内脏呈现高敏感性。

咱们平时说话，本来没什么，但说者无意、听者有心，很多“玻璃心”的人，就受不了了，这是敏感在心，而肠易激综合征患者，敏感在胃肠，同样受不了小小的情绪波动。

一阵凉风、一段批评，一般人穿得厚点、脸皮厚点，也就没事儿了，但肠易激综合征患者，由于自身的敏感性高，就会出现肠道运行加快以致腹泻的局面。

中医认为，情志失调导致肝木乘脾是肠易激综合征发病的主要病因与病机，情志失调致肝郁气滞，肝脾不调引起肠道气机不利，肠道传导失司而导致腹痛、腹泻、便秘等症状。其病在肝，其标在肠，其制在肝，肝郁脾虚是其主要的临床证型，病理性质为寒热错杂，正虚邪实。

为什么肠易激综合征的患者一拉马上就舒服了，就什么事都没了？是因为拉可以调整脾胃的郁滞，愉悦身心，疏肝理气。我们都有过这样的体会，吃得不舒服肚子痛，去厕所一拉，很快腹痛就缓解了，肚子就舒服了，人也觉得神清气爽了很多，这就是脾胃和肝气的郁滞得到疏泄的缘故。

✿ 治疗肠易激综合征，中西医各有妙招

①兵来将挡，水来土掩，西医的对症治疗。

因为没有器质性病变，所以西医治疗肠易激综合征的思路主要是对

症治疗，解决那些让患者痛苦的症状。

对于腹泻型，因为常伴有疼痛，所以主要使用胃肠道解痉药物，缓解餐后腹痛。因为腹泻型有可能伴有肠道菌群失调，必要时还会使用肠道益生菌。

对于便秘型，主要用一些促进胃肠道动力的药物，使肠道蠕动加快，促进排便。如果病情严重，有时候会使用适量的泻药，如睡觉前服用乳果糖。

因为肠易激综合征多与精神因素相关，所以精神症状明显的会使用镇静、抗焦虑和抗抑郁药。

②探究病因，调理脏腑，中医的寻因治疗。

从中医角度来看，肠易激综合征属于“泄泻”的范畴，腹泻只是一个表面现象，只有探寻出背后的病因，才能把病治好。

对于泄泻这个病症，中医认为有不同的证型。偏热偏寒不同，邪正交织也不同，往往与病程和患者的体质相关。一般来说，年轻人，病程不太长的多是肝郁，而病程较长的老年人，多为脾胃虚弱。

中医治疗肠易激综合征的方法，以疏肝健脾为主，还要根据具体情况来扶正祛邪，攻补兼施。

✿ 很老很老的经典验方——痛泻药方

阿福表示，西药见效快，但总是复发，希望吃中药。

于是，我给他开了治疗泄泻的经典方剂——“痛泻药方”。痛泻药方是由明代名医刘草窗创制的，秉承古代著名中医脾胃病专家李东垣的脾土学说，用药养而不伐。在痛泻药方的基础上，考虑到阿福病程日久，已达十余年，我还加用了四神丸以固涩止泻，根据舌诊、脉诊中发现的热象，加用黄连和姜炭，以寒热平调，再加茯苓来健脾化湿。

可以说治疗阿福的疾病主要用了两支“部队”，“先锋部队”是痛泻药方，以疏肝为主，给腹泻迎头痛击；“后续部队”是四神丸，以健脾固涩，从根本上解决泄泻问题；黄连、姜炭和茯苓则作为“联络人”，寒热平调，健脾化湿，辅助两支“主力部队”进行密切配合。

用药 1 周，阿福每天的大便次数就明显减少了，平均 1 天 2 次，同时，身体感觉有劲儿了，就是觉得还有腹胀，随后 1 个月的调理过程中，我加强了健脾理气的药物。

阿福很高兴，这个疾病虽然没有完全好，但是已经达到可以正常生活的程度。他的体重逐渐增加了，并且他建立了对中医的信心。后来，他跟我说，一开始他不太相信中医，认为就用一些草根树皮，很不起眼，但吃了十几年的西药都没好，抱着试试看的想法来我的门诊，没想到，顽疾缓解了，生活基本恢复正常了。

其实，对于肠易激综合征这种无菌性炎症，症状典型的，在中医的辨证论治体系下，还是比较容易治疗的，不说百分之百能治好，但是确实有很多病人收到了很好的疗效。

✽ 合谷穴、天枢穴、上巨虚穴，3 穴齐用调理肠胃

对于肠易激综合征，我们可以通过按摩穴位帮助病情恢复，减少发作次数。

手阳明大肠经上的合谷穴（在虎口处，第1、2掌骨间，当第2掌骨桡侧中点）必不可少，能够止痛、健脾。

肚脐两旁的天枢穴（与肚脐水平，旁开2寸）是临床治疗肠胃疾病的常用穴位，属于足阳明胃经，是手阳明大肠经的募穴，其深部为小肠。

上巨虚穴属于足阳明胃经，为大肠的下合穴，《黄帝内经》说它能“合治内腑”，适用于调理肠胃。

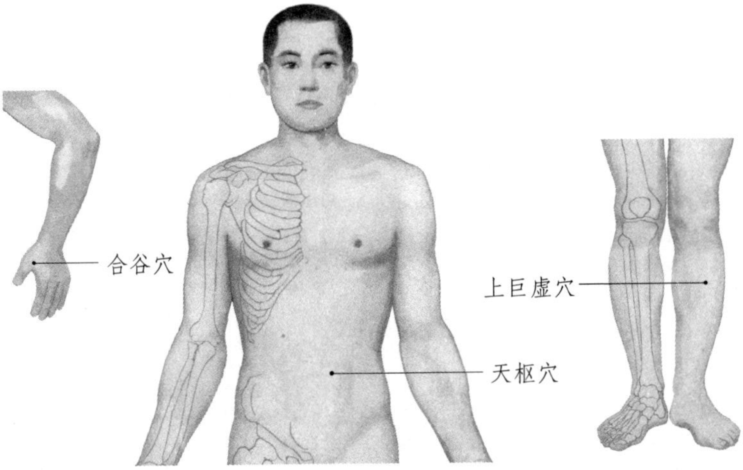

✿ 建立自己的食物黑、灰、红名单

肠易激综合征属于身心疾病，药物治标不治本，吃了就好，不吃还犯，所以，平时的生活调摄非常重要。

对于肠易激综合征的饮食调理，第一条，就是不要和自己过不去。此话怎讲？就是不要吃那些让自己的肠胃不适的东西，这每个人都不同，所以，需要建立自己专属的食物黑名单和灰名单。

黑名单就是绝对不能吃的，例如有人吃了韭菜就肚子疼、烧心，然后上厕所。还问大夫，这咋办？咋办？只能“凉拌”，别吃就行啦。又不是没有韭菜活不了了。

灰名单是相对不能吃的，例如有的患者有时吃了火龙果会腹泻，那就要吃得谨慎。心情好、状态好的时候，少吃一点也无妨，还能够让脾胃得到锻炼。

如果要争取把黑名单逐渐变成灰名单，这个有些难。但如果要争取把灰名单变成白名单，这个还是有可能的。

还有一些食物，在红名单上，这些是对缓解肠易激综合征症状有利的。比如，我的一位患者，经常吃鸡胗、鸭胗，感觉很舒服。中医讲究以形补形，其科学道理正在逐渐得到验证。由于组成成分含量相似，微妙的内在联系让具有相同功能的动物器官对人体有补益作用，这是一个客观事实。

肠易激综合征的患者，水果可以选择榴莲，它是一种温性食物，可以温煦肠胃。同样是热带水果，偏凉性的香蕉就别吃了。

另外，可以服用一些药膳，比如，用黄芪、肉豆蔻、白芷等炖鸡，这道药膳综合了鸡肉的温性及这几味中药的益气固涩作用，可以帮助患者补阳气，尤其是中焦脾胃的阳气，抵抗寒冷刺激引起的腹痛、腹泻。

❀ 时时刻刻勿忘给自己“减负”

虽然阿福的病情好转了很多，我还是提醒他，药物治疗只是一方面，更重要的，要在精神上给自己“减负”。

因为这是一个精神压力起主导作用的疾病，在没有压力的时候，肠易激综合征自然就会好转。对于治疗和预防来说，能保持放松的心态最重要。

我建议阿福，充分利用每年的年假，多去看看坦桑尼亚美丽的自然风光。在工作中，不要给自己太大压力，即使完不成任务，也没什么大不了。缺了他，地球照样转，天也塌不下来。

说到情绪调整，似乎有点说起来容易做起来难。大道理谁都会说，具体怎么办呢？

自然还是有办法的，我先给大家讲一个三国故事。

《资治通鉴》中说："权起更衣，肃追于宇下。权知其意，执肃手曰：卿欲何言？肃曰：向察众人之议，专欲误将军，不足与图大事。"

意思是说，曹操大兵压境，而将士们的语言让孙权着急，生气却没法表达，于是，肚子一阵绞痛，去上厕所了。结果被鲁肃截住了，劝了几句，厕所没上成，但是心情大好，上厕所也就不那么着急了。

肠易激综合征患者的腹泻有一个特点，本来马上就要奔向厕所了，但突然有什么事一"打岔"，有可能就憋回去了，不用再去厕所了。就像故事里的肠易激综合征患者孙权，鲁肃用了转移注意力的做法，帮他宽心，说到他心坎上，他肝气舒畅，自然脾升胃降，气机通畅，肚子不疼了，腹泻也好了。所以，对于肠易激综合征患者，在遇到让自己着急上火的事情时，深呼吸，想办法转移一下自己的注意力，如果实在不行，可以考虑吃一点镇静类的西药。

✲ 肠易激综合征很难痊愈，但能减少发作次数

吃了一段时间的中药，阿福的身体越来越好，他对我提出了新的希望：能不能除根？

我告诉他，一些病程短的年轻人也许能，但他病程这么久，病情又比较严重，很难。

阿福听了稍稍显得有些失望，但他很快就接受了现实。因为通过这段时间的心理调适，阿福已经不再那么容易着急上火，对待很多事情的心态也平和了很多；而且经过一段时间的治疗，他的发作次数明显减少，已经能够正常出行，不必先打听厕所的位置了，疾病已经对他的正常生活没什么影响了。

阿福能接受现实，我真的感到十分欣慰。因为他目前的状况就已经是肠易激综合征的最佳治疗效果了。我们治疗肠易激综合征的目的，也就是减少发作次数，增加肠道耐受性，而不是一味追求“去根”。

在门诊中经常遇到愁苦的患者，辗转多年，却无法痊愈，这种痛苦难以表达。这时我不得不说，其实疾病就是我们的命运。许多疾病就是命中注定的，一方面是因为我们的基因（中医讲的体质）来自爹妈的馈赠，我们无法改变；另一方面是长期以来我们的习惯和心态，潜移默化中注定了我们会和某些疾病结缘。而与疾病相处，则是命运给我们的“修炼”。

面对这样的“宿命”，作为医生，我备感无奈。但除了尽力治疗，减轻患者的痛苦，我还有责任：一是告诉患者要客观面对现实；二是教会患者如何应对未来；三是帮助患者与疾病共存。

如同我们熟知的高血压、糖尿病，很多慢性疾病是无法完全康复的，

我们只能控制它。疾病永远都不会好，它一直在那，我们要学会与它和平共处。就像肠道里面有很多大肠杆菌，如果没有超过一定数量，是没有必要进行干预的，我们完全可以与它和平共处。

肠易激综合征就是这样可能永远无法痊愈的疾病。完全康复再不发作，是我们的理想。而运用综合治疗的方法，大幅度减少发病次数，使患者正常快乐地生活，是我们努力的方向。

门诊日的追魂电话——自家闺女拉肚子了

✲ 婴幼儿腹泻，有可能是轮状病毒感染

我在门诊期间虽然带着手机，但是一般不会接电话，因为会干扰当前的诊疗。那天又是一个门诊日，人头攒动，诊疗进行得如火如荼的时候，我的手机响了。我最烦在门诊忙乱的时候有人给我打电话，当下心中十分不悦，但低头一看，是媳妇打来的。我内心一沉，不悦马上被一种不好的预感取代了，媳妇知道我的出诊时间，没有特别事情的话，不会在这个时候打来的，莫非是……

来不及细想，我赶忙按下接听键，电话那边传来媳妇焦急的声音："你闺女拉肚子了，已经六七次了。"

果然不是好事，孩子病了！我问："吐了吗？"

"吐了 2 次。"

"发不发烧？"

"不发烧，就是大便特别臭。"

小孩拉肚子，我的脑海中瞬间出现了好几个词汇：积食着凉？胃肠感冒？轮状病毒？诺如病毒？我对媳妇说："你先观察一下，注意体温，随时和我联系。"

"嗯，好的，你早点回来……"

回到家已经是华灯初上，没进家门就听到女儿的哭闹声，满身的疲劳一下子消失了，我又回到了医生角色，充满了斗志。

"打完电话又拉了 2 次，全是水，还是特别臭。"媳妇已经是满脸的疲惫，"而且好像发烧了，脑门有点热，她又哭又闹的，我也没法给她测体温。"

"来，瞳瞳，爸爸抱抱。"我洗手、洗脸后，接过了宝贝闺女。

没想到，孩子"哇"的一声哭闹得更厉害了。女儿瞳瞳已经 1 岁 7 个月了，每天晚上都是我来哄睡的，现在反而不理我了，一味守着妈妈，而且因为身体不舒服，希望妈妈多抱抱。正好要换尿布了，我打开一看，一股酸臭味冲鼻而来，让我想起来我们自己腹泻时的那种气味。

女儿总是哭闹，一会儿就要喝奶，睡不踏实。我对媳妇说："你给她喂奶，我给她测个体温。"趁着女儿喝奶，我拿出体温表，从她身后插到了腋下。另一只手，摸摸她的头。

体温计显示 38.7 摄氏度。孩子开始发热了，这并不是一件坏事，发热说明免疫系统已经开始奋起反抗，这样有利于身体内病毒或者细菌的排出。我自言自语地说："发烧应该是好事。"

"要不要吃退烧药？"媳妇有些紧张。

"暂时不用。"

现在大家已经知道，发热时最好不要马上用退热药，只要没有基础疾病，精神状态良好，可以先观察。至于需要吃退热药的限值，一般推荐 38.5 摄氏度。作为专业的医生，我根据自己的临床经验和女儿的具体情况，将她的限值设置为 39 摄氏度。只要我女儿发热不超过 39 摄氏度，精神状态好，我就会继续观察，争取让她用自己的正气来清除外邪。

因为女儿的大便呈现浓重的酸臭味，我判断她现在处于食积的状态。体内有积食，免疫力就会暂时下降，这时特别容易感受外邪，患上感染性疾病。在中医看来，80% 的感染是由于食积后身体内有热才出现的。因为热邪导致肌肤腠理开放，外邪尤其是寒邪容易侵袭，并且入里化热，变成热邪，进而引起发热和腹泻。

中医所说的外邪，可以理解为细菌或者病毒，那导致我女儿腹泻的罪魁祸首到底是什么呢？考虑到她才 1 岁多，我高度怀疑是轮状病毒。

轮状病毒是引起婴幼儿腹泻的主要病原体之一，主要感染小肠上皮细胞，造成细胞损伤，引起腹泻。轮状病毒在每年的夏秋冬季流行，也叫秋季腹泻。轮状病毒的感染途径为粪—口途径，病程一般为 7 天，发热持续 3 天，呕吐 2 ～ 3 天，腹泻 5 天，严重的会出现脱水症状。

我跟媳妇说：“闺女有可能是轮状病毒感染。”

“啊，怎么会呢？”媳妇听了有点疑惑，“她怎么得上的呢？”

轮状病毒感染的主要传染源是患者与无症状带毒者。患者急性期粪便中有大量病毒颗粒，病后可持续排毒 4 ～ 8 天。

“会不会是上次小朋友聚会时咱闺女接触到了这个病毒，参加聚会的孩子有没有谁这两天拉肚子了？”我问媳妇。

“好像没有啊，鹏鹏和悦悦都挺好的，我们的微信群里也没有听说他们有啥病。”媳妇想了想说。

“那可能是之前他们得过，有免疫力了，但是身上带着病毒，你看这两个孩子比咱们的孩子大。”

“哦，也有可能。”媳妇点点头，又说，“可是轮状病毒不都是不到 1 岁的孩子得的吗？咱闺女都 1 岁 7 个月了，还会得吗？”

普通轮状病毒主要侵犯婴幼儿，以 9 ~ 12 月龄发病率最高，但也并不是说超过 1 岁就绝对安全了，只是发病率相对较低而已。“咱闺女以前没得过，所以也不好说。”

“那怎么办？你能确定吗？”媳妇问我。

“我也只是猜测，还是上医院确诊一下吧。”

刚从医院回来，又到了医院。儿科的同事给孩子开了血常规、大便常规和轮状病毒快速检测的化验单。

给孩子化验，可比成人难多了。血常规检查，抽指尖血，连哄带骗，总算搞定了。大便在家拉了十几次，到了医院，需要的时候却没有了。

20 分钟后血常规出结果了，白细胞不高，各项指标基本正常，基本可以确定是病毒感染，至于是不是轮状病毒，目前还没有办法确定。

由于发热，女儿的嘴唇都裂开了，小脸红扑扑的，在妈妈怀里睡着了。儿科医生给她开了儿童补液盐和退热的药物，让我们先回家，对症治疗，如果有大便，再送来检验。

刚回到家不久，女儿就开始哭闹，怎么都不听话。为了安抚她，给她喂了点奶，刚吃上，只听呼哧一声，又拉稀了。肚子一拉，女儿立刻就不哭闹了。这样看来，刚才粪便都聚集在肚子里，她腹痛难受，现在胃肠受到哺乳的刺激，一下子腹泻了，疼痛就随之减轻了。

更深一步考虑，腹泻正是人体在不断排出毒素的一种自我保护机制，人体用各种方式把身体内的邪毒（也就是细菌、病毒）清除出去，这个过程还会伴随着发热。

我女儿的状态，应该是脾胃湿热。健脾清热利湿就可以恢复健康。这个健脾清热利湿不用吃药，人体天然就会。例如，发热就是一种清热，而腹痛后泄泻，味道臭秽，就是自我调节、利湿清热的过程。

我打开女儿的纸尿裤，大便还是以水样为主，夹杂一些奶瓣，气味还是很酸臭，赶紧取了一些大便装入便盒中，然后马上飞奔出门。大约20分钟后，便盒就放到了我们医院的检验科窗口。

半小时后出结果，轮状病毒快速检测呈阳性，大便常规的其他项目都正常。

结合发热、腹泻的症状，以及化验结果，轮状病毒感染的诊断已经可以确立了，以后的治疗就顺理成章、有的放矢了。

这里要和各位家长朋友多说一句。发热只是一种症状，找到引起发热的原因才最重要。不要总想着吃点什么药来对付发热本身，而应想着把发热背后的“大老虎”制服，发热自然就好了。

✲ 护理腹泻患儿，谨防脱水至关重要

明确诊断，我松了一口气，因为我知道，轮状病毒几乎每个小孩子都会感染，每一次感染后人体免疫力会逐渐增强，后续感染的影响就会

减轻，因而成人就很少受到其影响。这是一种自限性疾病，病程 1 周左右。也就是说,吃啥药都不管用,没有针对性的治疗,过 1 周自然就会好。

可是道理说起来容易，面对自家孩子，做起来就是另外一回事了。护理女儿这一周，正是考验父母的一周。

回到家，女儿睡得很沉，估计是又拉了 1 次。

凌晨 2 点，摸着女儿的额头发烫，一测体温，39.8 摄氏度。第 1 次见到自己孩子这么高的体温，很难淡定，我很快按照年龄给她用了儿童专用的退热药,又把退热贴贴在了她脑门上。退热贴虽然不能真的退热,但可以降低头部的温度，帮助女儿平稳入睡。

我在头脑中一遍又一遍过着诊疗指南中的话：目前没有特效疗法，以对症治疗为主。但患儿家长的心态果然和医生相去甚远，面对病中的女儿，我心中实在难以平静。

所谓对症治疗，就是防止脱水，避免体温过高。只要做到这 2 点就行。具体方法是，1 小时测 1 次体温，如果体温在 39 摄氏度以上，就使用退热药。哭闹时用喂奶安抚，如排便及早更换纸尿裤。

对于腹泻患儿的护理来说，观察尿量至关重要，一般是作为判断是否脱水的重要依据。如果孩子尿少甚至无尿,那就说明有脱水现象存在。有过类似经历的家长可能会问，孩子尿的拉的都是水，怎么判断是尿的还是拉的？确实有难度，只能根据纸尿裤变湿的前后位置来大致判断。

除此之外，还有一个判断孩子是否脱水的方法，就是看眼窝是否凹陷，小孩一旦发生脱水，很快就能从外形显现出来。

女儿明显尿少。“有尿就行。”我安慰着媳妇,也在内心安慰着自己。

孩子生病了，所有人都睡得很不踏实，热切盼望着她能赶快好起来。

第2天上午，孩子又拉了5次，酸臭的大便源源不断地出来，让人惊叹，这个小肚子怎么会如此藏污纳垢，体温也迅速飙升到接近40摄氏度。唯一安慰的是，孩子精神尚好。

女儿的姥姥和姥爷说："要不咱们住院输液？"

其实，我内心何尝不是在打鼓，高热不退，拉了这么多，还在继续，眼看着孩子就瘦了两圈，体重从9.5千克减到了8.7千克。

虽然是医生，遇到自己孩子生病，还没有好转的趋势，不淡定也是经常的事情。我甚至在朋友圈里写了详细的情况，希望万能的朋友圈能够推荐一个止泻的方法，焦躁之情溢于言表。

还是儿科主任的电话给了我动力，他说："没事儿的，只要有尿就行，这是一个过程，怎么也要7天，就算是来住院也是补液和退热，医院条件还不好，不如在家里能好好照顾。就别折腾了。"

放下电话，抱起轻了不少的女儿，我摸摸她的头，说："乖，快好了。"

我不仅是孩子他爹，还是一名医生，所以，我说不用上医院，尽管姥姥姥爷会嘀咕，但还是会按照我说的做。无论是作为父亲，还是医生，我都要对自己的女儿负责任。

尽管内心惴惴，但我表现出来的坚定，让全家吃了一颗定心丸。

✿ 鲜榨橙汁、煮苹果水，退热止泻"特效药"

女儿生病这两天，除了喝奶之外，新鲜熬制的小米粥及米粉都随时供应，在米粥中，还有少许的口服补液盐。

熬到第 4 天，全家都盼着孩子的病情能有所好转。果然，早晨体温 38.2 摄氏度，然而随后的腹泻依旧和体温再次飙升，让我和全家都不淡定了。

女儿的体重继续下降，肚子明显扁了，大腿上的肉也少了很多，让人心疼和怜惜。忽醒忽睡的哭闹，更是让我感到百爪挠心。

继续昨天的措施，还是去住院？激烈讨论之后，全家同意按照我的意见继续观察一天。虽然我表现得底气很足，但实际上，女儿的症状却像一记记重拳击在我心上。

对于女儿的护理，又多了一个措施，就是给她服用鲜榨橙汁，可以退热，补充维生素 C 及电解质，关键是好喝。还有煮苹果水，不仅能够退热、防止脱水，而且无论从中医还是西医的角度，苹果都具有止泻的功效。

第 5 天，腹泻、发热依旧，但服用退热药的次数少了 1 次。在自己没有崩溃之前，我看了一眼更瘦了的女儿。她淡淡一笑，轻轻地叫我“爸爸”。这让我备受煎熬的内心瞬间充满了力量，让我相信坚持就是胜利。

继续对症治疗，我的意见斩钉截铁。煮苹果水和鲜榨橙汁依旧，女儿喝水更多了。

第 6 天，发热持续在 38.5 摄氏度左右，不再服用退热药，大便开始发黄，不是单纯的水样便，但还是很臭。女儿有了精神，开始下地走路，摇摇晃晃，如同蹒跚学步，但是时而出现笑容。要知道，这一个星期，孩子都没有笑过。

小孩子的病情变化非常快，随后 2 天，大便开始成形，女儿也恢复了玩耍。为了更好地恢复，这时候的饮食还是以清淡为主，持续大约3天时间，开始增加软面条和鸡蛋羹。这时一定要刻意控制饮食，防止因为一下子吃多了而出现病情反复。

后面恢复的过程非常迅速，3天后可以正常饮食、生活了。

这次孩子疾病的恢复，是我们共同努力战胜疾病的结果，这里面，最重要的不是疾病的处理，而是对于病情的把握和面对疾病时内心的平静。

孩子的成长必定要经历疾病，就像人生一定会有苦难，不要总想着赶快过去。这是上天注定的经历，体会这个过程，也是人生的一部分。

对抗疾病的过程，也是自己免疫长城构筑的过程，经过这次生病的洗礼，女儿的身体更加强健和茁壮了。

病愈后，女儿又恢复了活蹦乱跳。我觉得，健康就是这样，总有一些时候，身体需要自我修复，这是一个自然的过程，只要我们能够了解这个情况，心中有数，就可以从容应对。

回顾女儿这次生病，病程其实很简单，发热、腹泻，轮状病毒感染证据明确；对症处理，防止脱水，清淡饮食；经历7天，就好了。

但实际上，其间最难和最关键的就是家长的心态。

谁家孩子生病家长都着急，做医生的父亲也一样。不同的是，我有更冷静的思考，虽然中间也有不淡定，但总是会静下心来考虑，做什么事情才是最有利于孩子恢复的，并且是长久的恢复。

爱自己的孩子，就应该懂得如何去爱，让她经历生病，陪着她，密切观察，随遇而安。生病是孩子的经历，也是家长的修炼。

附 录

APPENDIX

最常被拒绝的检查项目——胃镜

说起胃镜，大家的第一反应都是“痛”“难受”，那不做胃镜行不行？不行！胃镜是消化内科最准确、最有效的诊疗手段，能直接反映胃黏膜最微小的变化，还能对可疑病变部位进行病理活检及细胞学检查。所以该做胃镜时，千万别犹豫。

事先了解怎么预约胃镜、胃镜是怎么做的，可以帮助我们做胃镜时更放松！

Q1 可不可以不做胃镜？

消化科最常被患者拒绝的检查项目是什么？我想一定是胃镜。医院最常被患者拒绝的检查项目是什么？我想还是胃镜。

临床上，下面的对话经常发生。

我："根据您的情况，给您开个胃镜检查一下吧。"

患者："大夫，我能不能先吃点药？做胃镜太难受了。"

接下来我往往会说："不行，胃镜是消化科最有效的检查手段，要想确诊，必须得做！"

等等！这样说真的合适吗？我有为患者想过吗？诊断明确、治疗得当，我就是一个真正的好医生了吗？

我时常在心中思考这些问题，这迫使我做得更多，更为患者着想。真正站在患者的角度，我想，对于胃镜，他们会有很多疑问与误解吧，在这里，我试着把这些平时医生没时间解释的问题都解释清楚吧。

"我可不可以不做胃镜？"这是太多患者问过我的问题。如果病情不是十分急迫，通常，我会尊重患者的选择，因为毕竟我不能逼着他做检查。

但是，我也曾经遇到过病情十分危险的患者，仍然拒绝做胃镜检查。我曾经接诊过一名中年女性患者李阿姨，她多年胃脘不适，在向我叙述病情时，我发现她几乎涵盖了消化科所有的症状，包括上腹不适、腹胀、腹痛、胃灼热及反酸、吞咽不适、哽噎、嗳气、呃逆、食欲不振。更为关键的是，近3个月她出现消瘦和贫血现象，这属于胃肠道肿瘤的报警症状。也就是说，这些症状组合在一起，提示李阿姨很有可能出现了消化道肿瘤。

我很自然地建议她做胃镜确诊，没想到李阿姨却拒绝了。她说:“我不想做胃镜，太难受了。”

相信看到这儿，很多人都会和我有一样的感觉：太不知深浅了，病都这么紧急了，怎么还能因为怕疼、难受就不接受检查呢？

但转念一想，如果我完全站在这位患者的角度，会有怎样的想法呢？是啊，做胃镜要有一根管子插到喉咙里面，想想就恶心。我也做过胃镜，那滋味确实不好受。正常人都有咽反射，停留在咽部的异物会刺激神经，就会感觉异常难受，进而形成呕吐，这是一种身体的保护性反射。如果咽部持续有异物存在，那咽反射就持续存在，也就是说，一直都有想吐的感觉。

如此一想，患者的担心与害怕就不无道理了，患者的拒绝也可以理解了。但我能轻易接受她的拒绝吗？不能，为了她的身体健康着想，我要尽量说服她进行最适合她的胃镜检查。

❀ 消化道造影不能代替胃镜

“我也知道做胃镜有些难受，但是您的情况恐怕非做个胃镜不可。我希望能够通过胃镜早点发现您胃里的病变，早点给您进行有针对性的治疗。这样，将来您康复的时候，就会觉得做胃镜受这点罪也值了。”

“我做过消化道造影，这个不行吗？”李阿姨和我讨论着。

消化道钡餐造影是一种无创检查，对于患者来说，一般没什么痛苦，容易接受。这是一种X线检查，检查前，患者先吞服不透光的钡剂，检查时，医生对消化道进行透视观察。因为不透光的钡剂充盈在胃中，所以能够间接观察到胃的形态、大小、位置及蠕动情况等。

我看了李阿姨的消化道造影报告，并没有明确的诊断，仍需要结合临床症状及胃镜检查确诊。我对李阿姨说：“消化道造影可代替不了胃镜，它看见的只是一个影子，大概能看出来有没有长东西、胃蠕动是否正常。但是，如果病变比较小，位置不明显，它就看不出来了。而胃镜不一样啊，它可以说是医生用眼睛直接看见胃里面的情况，有问题没问题都一目了然了，而且，医生觉得哪块不对劲，当时就能取出一块去做病理检查，您的胃里有没有毛病、有什么毛病，良性还是恶性，做一次胃镜基本就都清楚了。”

❀ 必须做和不能做胃镜的人

“大夫，听您这么说，我这胃镜是非做不可了？”原本坚决拒绝的李阿姨有点动摇了。

“对啊，像您这种情况，我强烈建议您做胃镜。除非您的身体有不适合做胃镜的状况。”

对于有以下几方面情况的患者，我一般建议其进行胃镜检查。

①病情反复发作超过6个月。

②年龄在40岁以上。

③直系亲属有消化道肿瘤的病史。

④肿瘤标志物异常升高，复查也不正常。

⑤有消瘦及消化道出血。

各位读者不妨对号入座，也看看自身情况，然后，可以给自己打个分，一条20分，看看您得几分。如果有60分，那我觉得这个胃镜检查就非常有必要了；有80分，那我就强烈建议您做胃镜检查；如果有100分，不用我说了吧，你还等什么。

这只是一个简单的推断方法，最终的判断还需要您的医生当面评估。

当然，胃镜也不是人人能做的，也有一些人不能够进行胃镜检查。

①严重心脏病：严重心律失常、心肌梗死急性期、重度心力衰竭者。

②严重肺部疾病：哮喘、呼吸衰竭不能平卧者。

③严重高血压、精神病及意识障碍不能合作者。

④疑似食管、胃、十二指肠穿孔者。

⑤急性咽喉部疾病胃镜不能插入者。

⑥腐蚀性食管损伤急性期者。

⑦严重驼背者。

⑧禁食不足6小时者。

⑨癫痫频繁发作者。

Q2 有没有不难受的胃镜？

李阿姨听我解释完，说：“你说的建议做的5条我占了4条，不能做的那些我倒是没有。但我还是觉得太难受了，有没有不那么难受的胃镜？”

“有啊！”

听我这么一说，李阿姨两眼放光：“大夫，还有不难受的胃镜？是不是他们说的那个无痛胃镜？”

“对，我们医院就有无痛胃镜，除此之外，还有舒适胃镜。”

✲ 舒适胃镜和无痛胃镜，让做胃镜不再痛苦

“还有舒适胃镜？李大夫，您先给我说说这舒适胃镜是怎么回事。”

“舒适胃镜又叫经鼻胃镜，就是从鼻子里，而不是从嘴里插管的胃镜技术，这样就不会感到恶心了。”

相对于普通胃镜，从口腔咽部插管，会引起咽反射的呕吐感觉，经鼻胃镜由于是从鼻子插管，所以几乎没有咽部的刺激症状。

“那也不舒服啊，你想啊，鼻子眼多小啊，那么粗一根管子插下去，多疼啊！”李阿姨皱皱眉头。

“不会疼的，这经鼻胃镜又叫超细胃镜，直径只有普通胃镜的一半，而且特别软。在插入前，医生还会对病人的鼻腔进行局部麻醉，所以一点都不疼。”

接受经鼻胃镜检查的患者，因为不适感很轻，所以在接受检查的过程中甚至可以与医生进行交谈，使检查过程在轻松、愉快的环境中完成。

而且，因为新的电子光学技术的应用，经鼻胃镜的观察效果与普通胃镜并无区别,也可以像普通胃镜一样进行黏膜染色观察或组织病理学检查。而且，因为患者痛苦小、配合好，使医生能够有时间更加细致地对胃内病变进行观察。

“这舒适胃镜听起来可比普通胃镜好多了，大夫，那无痛胃镜又是怎么回事啊？”

“我们医院开展的无痛胃镜，就是在全身麻醉状态下进行胃镜检查，检查时您就像睡了一觉，没有任何感觉，当然也没有任何痛苦。”

“要麻醉啊，那会不会有危险？”李阿姨提出了她的担心。

“确实存在一定麻醉意外的风险，如果进行无痛胃镜检查，我们会对您进行麻醉评估，并让您签署麻醉知情同意书。不过，我们的胃镜医生会和麻醉医生通力配合，发生危险的情况是很罕见的。”

✲ 舒适胃镜和无痛胃镜也不是所有人都适用

所谓麻醉意外的风险，就是在麻醉过程中出现的不可估计的死亡的风险。在实际临床工作中，麻醉医生一般会在术前访视患者，在访视的过程中，麻醉医生会详细了解患者的现病史和既往病史，对患者的全身情况和重要器官生理功能做出充分的评估，评定患者接受麻醉和手术的耐受力。麻醉医生会充分告知患者及家属相关的麻醉风险，同时向患者及家属解释有关的麻醉注意事项，并让患者或家属签署麻醉知情同意书。

医学并不是完美的科学，医学实践中不可避免地存在医疗风险。现代医学的发展和完善，使麻醉的安全性大大提高，但仍然不是百分之百安全。

“哦，我知道了，我要想做无痛胃镜，需要麻醉师先评估。”李阿姨想了想，又问，“那你刚才说的舒适胃镜，也需要麻醉师评估吗？是什么人都能做吗？”

“经鼻胃镜只是局部麻醉，不用麻醉师评估，但也不是什么人都能做的。鼻甲肥大、做过鼻腔手术的患者要谨慎使用，慢性鼻炎及鼻中隔严重偏移、鼻腔狭小的患者就不能做了。”

✽ 令人期待的胶囊胃镜

另外，大家可能听说过胶囊胃镜，这是非常受欢迎的胃镜检查潮流，已在我国部分医院开展。胶囊胃镜的整个过程只需要患者吞服一个胶囊，这个胶囊在消化道内会拍摄大量的照片，并且传输到体外的机器上来进行显示。做胃镜的过程就像吃药一样，没有任何痛苦，适用人群也非常广泛。而且，胶囊胃镜是整个消化道的全息照相，普通胃肠镜检查有一段看不到的地方，胶囊胃镜看得到。

胶囊胃镜虽然有很多优势，但缺点也非常明显，一是费用较高，大概是普通胃镜的5倍；二是不是很清晰；第三，也是最不利的一点，是它没法停下来，无法进行组织的钳取，也就不能进行病理分析。

说了这么多胃镜检查方法，具体采用哪一种，需要医生和患者进行协商，要根据病情和患者意愿来决定，以便取得最佳检查效果。有的时候，可能还需要多做几次胃镜，动态观察。

Q3 做胃镜会不会出血？

听我解释了这么多，又介绍了无痛胃镜，李阿姨进行胃镜检查的决心大了很多，但她还是有一些疑虑：“李大夫，那做胃镜会不会把胃捅破啊？会不会出血啊？”

以往，我会觉得患者这种担心都有些多余，因为虽然理论上胃镜检查属于有创检查，有引起心脏意外、肺部并发症、穿孔、感染、出血、下颌关节脱臼、喉头痉挛、腮腺肿大、贲门黏膜撕裂等一系列风险，但临床实践过程中，发生不良事件的概率极低，绝大多数的患者都能顺利完成检查。

但多想一想，作为医生，我面对成千上万名患者，并发症发生概率对我来说只是冷冰冰的数字，我能够坦然面对；但作为患者呢，如果她在进行胃镜检查过程中出现了并发症，哪怕只是小小的并发症，对她来说也是难以接受的吧，所以她的担心也并不多余。

想到这一层，我对李阿姨解释说：“您说的情况不能说百分之百没有，但非常少。而且，胃镜检查过程中，发生不良事件，多数是由于过度紧张，胃镜操作不当，您放心，我们的胃镜医生都非常专业，基本不会操作不当的，倒是您，千万别有这么大心理负担，一定要放松，这样才能不伤着您。”

当然，也有一些突发状况是难以避免的，比如患者本身有冠心病，而做胃镜的紧张造成了血管收缩，可能会诱发心脏病发作；胃镜过程中的呕吐反流，也会让部分胃液从食管进入气管，刺激肺部引起感染。

虽然有这些风险，但考虑问题的时候，风险和病情就像是天平，如果病情这一边沉了下来，那胃镜的风险就是可以忽略的。

Q4 做胃镜为什么还得抽血？

经过我连番劝说，李阿姨终于同意做胃镜检查了。我对她说："我先给您开个肝肾功能和感筛四项，您先去抽个血。"

"什么！还要抽血！"李阿姨又急了,"大夫,你让我做胃镜,抽血干吗？"

这个问题我听得多了,知道在这里容易产生医患隔阂。我来查胃镜，为什么医生一上来却给我开抽血的单子，患者不理解甚至会怀疑是不是医院乱收费。

其实还真不是，这是为了保护患者自身安全而进行的检查，包括肝功能检查（主要是转氨酶）和传染病筛查（包括乙型肝炎、丙型肝炎、梅毒和艾滋病）。

我对李阿姨说："您先别着急，让您抽血做检查啊，主要是看您有没有传染病，这不是针对您一个人，所有患者都这样。因为咱们这个胃镜不是一次性的，是消毒后重复使用的，检查了这些项目，才更能保证不交叉感染,如果不检查,您知道您前面的患者有什么病啊,您放心吗？"

"说的也是，我知道了。"李阿姨也终于理解了医院的良苦用心。

Q5 怎么做个胃镜得跑五六次医院？

李阿姨最终顺利做了胃镜检查，拿到检查结果，又来看我的门诊。她一上来就抱怨说："李大夫，早知道这么麻烦我就不做了，好家伙，我做个胃镜跑了五六趟医院。”

我非常理解李阿姨的感受，医院谁都唯恐避之不及，去一次就够为难的了，何况她跑了五六次，这会儿的心情肯定是十分不悦的。我尽量安慰她说：“来，跟我诉诉苦，说说什么事害您跑了这么多趟。”

“别提了！”李阿姨的话匣子打开了，“我上回来找你，你不是让我先抽血吗？人家抽血要求空腹，我那天吃早饭了，没辙回家吧。第2天一大早来，抽了血，告诉我3天才出结果，只能等着吧。第3次来取结果，你的号又挂完了，又回家了。第4次还没挂上你的号，想着就是约个胃镜，就挂了其他医生的，他给我开了胃镜单，结果到胃镜室一问，当天还做不了，得预约。第5回来才总算把胃镜做上，胃镜倒是当天出结果，可我一看，你那天还是不出诊啊，我还是愿意找你看。这不，为了专门找你看病，我来第6回了。”

这一大通听下来，我都为李阿姨累得慌。我知道，这里往往也会使医患之间产生隔阂。李阿姨对我十分信任，向我倒了苦水。我想，把话倾诉出来，她的心情也就好多了。但还有许许多多的患者，没有机会和医生这样交流，心里肯定特别憋屈，保不齐就会想：“来了这么多次，交了好几次费，还没开药呢，这个医生太不负责啦！”

我想，为了尽量消除患者的这些疑惑和隔阂，我在今后的工作中需要不断改进，优化流程，一次能做的，尽量都帮患者做了。同时，我也会建议来做胃镜的患者从以下两方面做好准备，为自己节省时间，少跑路。

首先，最好上午看病，来看病时最好是空腹，便于可能进行的抽血检查，利于医生的判断。

其次，和医生说明情况，让医生当天开好所有的单子，包括肝肾功能、传染病筛查单，以及知情同意书、胃镜缴费单，并当日抽血。第二次来取化验单的时候就能选择做胃镜的日子，当日如果预约少，则当日即可检查，不过我们医院一般需要几天后才可检查。尽量将胃镜检查的日子，约在您想看的医生出诊的日子，胃镜检查当天先挂号，这样做完胃镜就可以拿着结果直接找医生诊断开处方了。这样做起码能节省一半的时间。

在这个流程中，还牵扯到缴费问题，我给患者的建议是，能交的钱一次都交了，省得再排队，麻烦。但有的患者问，这次不做胃镜，能不能先不交胃镜的钱？万一抽血不合格呢？回答是肯定的，可以的。但医生的经验告诉我，不合格的是很少的一部分，如果下次再交，需要再次挂号，挂号虽然钱不多，然而排队很麻烦。所以推荐一次缴费，少挂一次号。

如果真的出现不能预约胃镜的情况，退费也是挺容易的一件事情。随着感染胃镜的开展，消毒更严格，携带乙肝病毒的患者也能够做胃镜检查了。所以，一次缴费是最佳选择。

Q6 胃镜到底是怎么做的？

出于安全性与费用等一系列考虑，李阿姨最终还是选择了普通胃镜，我问她："做完胃镜您感觉怎么样啊？是不是也没那么可怕？"

没想到这句话又让李阿姨吐起了苦水："哎呀，别提了！虽然现在回想起来，其实也没有想象的那么难受，但当时，说是放松放松，还是紧张得要命！”

“为什么呢？”

“不知道要干吗啊，躺在那儿，有一种任人宰割的感觉啊。”

李阿姨的话给了我很大的警示。看来我们医生太忽视患者的心理感受，也太少解释和陪伴了。不过，在当前病人多医生少的情况下，让医生做到全程陪伴有些太强人所难了。在这里，我就把做胃镜的全过程说一说，让您做胃镜前也能自己心中有个数。

如果有一天，我的读者您也需要做胃镜检查，希望您能再看一看我写的这些文字。检查时，就好像我在您身边陪伴一样。我想，清楚接下来会发生什么的您，心中的恐惧一定会减少不少。

✻ 检查前要做的准备工作

停用阿司匹林、氯吡格雷、华法林等抗凝、抗血小板药至少 5 天。

禁食 6 ~ 8 小时，在检查的前一日晚 12 点后就应不吃饭、不喝水，检查当日的早晨不要吃早餐；怀疑幽门梗阻者应禁食 2 ~ 3 天；高血压患者可于检查当日 5 ~ 6 点晨起服药，除此之外不能进食、水。

已做钡餐检查者须待钡剂排空，也就是大便里面不再有灰白色物质，大约 3 天后方可再查胃镜。

消化道静脉曲张者需在做胃镜之前提前告知胃镜操作医师。由于静脉曲张容易破裂出血，所以，需要胃镜操作医生特别小心，而医生知道这个情况，要比不知道的出血风险低很多。

术前 15 分钟口含利多卡因胶浆局部麻醉，如果知道自己对该药过敏，需在麻醉药使用前告知胃镜医生，胃镜医生需要和麻醉医生协商，为您选择不过敏的麻醉药。

活动假牙需提前取出。

✿ 检查的基本流程及注意事项

进入检查室后，松开领口及裤带，取下眼镜，左侧卧位躺好。

我们会提供一个口腔咬合器，目的是防止患者不自觉地咬合，让胃镜无法进行下去，或对牙齿造成伤害。因为当有一个管道进入口腔时，人就会不自觉地咬紧牙关。

管子插进咽喉时，身体及头部就不能转动了，以防损坏镜子并伤害内脏。

用鼻吸气，口呼气，或者都用嘴大口呼吸；如果有口水流出，切勿下咽以免造成呛咳。

胃镜进入咽喉部，肯定会有不舒服的感觉，最主要的反应是恶心、干呕，其次还有腹胀、腹部绞痛，这是最艰难的时候，要适当忍耐一下，过去之后会舒服很多。如果确实不能忍受，可用手势向施术者（医生或护士）示意，以便施术者采取必要措施。

接着，胃镜会进入食管，食管有 3 个生理狭窄，医生会旋转推入。当胃镜通过食管，进入胃以后，用不了多久，检查就会结束了。

✿ 检查后仍需小心

退镜后，吐出唾液。由于检查时难免会注入一些空气，虽然在退镜时已吸出，但可能仍有明显腹胀感，嗳气较多，这是正常现象。

因为咽部麻醉，检查后咽部会有异物感，切勿剧烈咳嗽。

因为麻醉作用未消失，过早进食会使食物容易进入气管，所以，先不要吃东西，检查后 1 小时方可喝水。

由于病理检查取了胃里面的一块肉，可能会有一些出血，检查 2 小时后方可进食，应进食温凉半流质或软烂食物 1 天，以免粗糙食物摩擦胃黏膜创面，造成出血。

从检查完开始算，检查后 1 ～ 4 天内，可能感到咽部不适或疼痛，但多无碍于饮食，可照常工作和生活。

后 记

今天是我的生日。

点一盏台灯，如同无数个奋笔疾书的日日夜夜。在今天这个对我而言特殊的日子里，再为这本书最后写下一些文字。这既是本书的一个不算圆满的句号，也是给自己的一份生日礼物。

回想起著书的这些日子，从最初的满腔热情却无从下笔，到最后的文思泉涌娓娓道来，这其中，虽不乏细心的临床积累与严谨的旁征博引，更离不开师友提携。寒来暑往，呕心沥血，千锤百炼，终得苦尽甘来，这些消化科的故事即将付梓。这些故事里承载着太多个不眠之夜的辗转反侧。这一年，我在笔下把我这从医十年以来的故事浓缩。行文不敢懈怠，因为健康所系、性命相托。落笔深恐传递不妥，尽力保持原汁原味，更博览群书，精雕细琢。

著书过程中，虽然参阅了大量资料，但囿于学识所限，书中难免有一些纰漏，请各位读者批评指正，也期待每个读者不同角度的反馈。

我记得，童年最快乐的时光，是躺在老家的摇椅上，听姥姥摇着蒲扇给我讲故事。如今，那些故事情节已经遥远不可追忆，但故事里忠义礼智信的道理，却深深地烙印在我心中。这些故事潜移默化，让我有了用真诚和实在面对我的患者的习惯。我时常在想，究竟怎么做才能更好地把健康科普知识传递下去。在本书的撰写过程中，我尽量把枯燥的医学知识与健康理念融入一个个故事中，希望能让您读得懂、记得住、忘不了。这些故事或许能够帮助我们认识自己、了解自己、建设自己。

治大国若烹小鲜，撰写科普书籍也是同样的道理，我希望我精心烹制的这道“清粥小菜”能够合您的胃口。

《孙子兵法》有云:“不战而屈人之兵,善之善者也。”从医学角度来说，这句话可以演绎为“不药而疗人之疾，上之上者也”。不用药就能治好疾病，这是古往今来大家对医者的最高期待，也是每个医生对自己的最高要求。我写这些故事，就是希望我们能够回归健康的真谛，让我们对在生活中吃喝拉撒不慎而导致的疾病，用生活中的饮食、起居、心情调摄来治疗，恢复我们身体的自愈能力。

我一直认为，医学是一门科学，也是一门艺术，是不确定的科学和可能性的艺术。医生和患者共同承担治疗的不确定性和战胜疾病的喜悦。面对每个人，治疗过程就是一件艺术品，需要主导的医生不断地精心打磨，也需要患者信任地配合。

最后，我要特别感谢凤凰联动的编辑们给我的鼓励、帮助和鞭策。

特别感谢爱妻和女儿在创作期间给我的灵感与温情，让我在前行过程中感到背后默默注视的双眸，在忙碌的深夜中看到那一盏为我守候的醉人灯光。

李　博

2015 年 8 月 30 日于北京

FONGHONG
凤凰联动出品